# 済陽式 作りおき抗がんそうざい

忙しい人のための働きながらがんに勝つ

主食 おかず スープ **93レシピ**

西台クリニック院長
**済陽高穂**

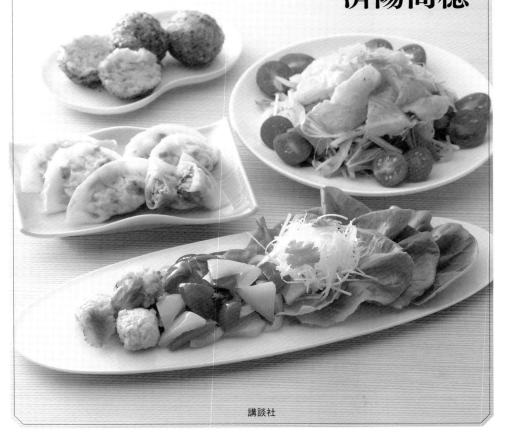

講談社

## はじめに

# がんの原因の約50％が食事と関連している

### がんの原因は食事であることが、NCIや米国ハーバード大学の研究などでも証明

　21世紀を迎え、日本は高齢化社会をひた走っています。

誰もが健康・長寿を願う反面、がん・心臓病・脳卒中などの生活習慣病が増加の一途をたどり、日本人死亡原因のおよそ6割を占めています。若いころから健康に留意し、疾病を予防するための生活が大切であり、中でも睡眠や運動以上に病気の予防・改善に有効なのが食事の工夫です。

　米国・ハーバード大学や、米国国立がん研究所（米国NCI）とドール卿の共同研究などから、がんの原因は30％が食事とされ、食材に含まれる添加物、アルコールや薬剤等も含めると、約50％が食事と関連し、更に30％が喫煙、ピロリ菌感染や肝炎ウイルス要因が15％あることを考えると、食事との関連は深くなる一方です。

　日本人の生活習慣病の要因としては、塩分摂取過多、肉食中心の食事、野菜不足によるビタミン・ミネラル欠乏などが考えられています。

### 忙しくてもがんに勝つための済陽式「作りおきそうざい」の工夫

　済陽式食事療法の基本は大量の果物・野菜ジュースの摂取です。このジュースに関しては、たとえ作って30分以内に飲んでも半分は劣化してしまうので、とうてい作りおきには向きません。もちろん市販のジュースも問題外です。

　しかし、がんと闘う方の多くは忙しく働かれていたり、ご家族の介護などで自身のことまで手がまわらなかったなど、多忙な方がほとんどです。そんな忙しい彼らが済陽式食事療法を続けられた工夫に、「作りおき」がありました。

　かつては、"作りおき＝濃い味つけ"のイメージがありましたが、昨今冷凍技術や真空パック技術の発達により、濃い味付けをしなくても数日であれば保存が効くようになりました。

　作りおきに向く食材には、じゃがいも、にんじん、ごぼう、れんこん、かぼちゃなどの根菜類や、きのこ、海藻、高野豆腐など乾物にもされているような食材があ

ります。作りおきに不向きな食材には、ジュースに向くような青菜類や果物などがあげられます。

　調理方法としては、流行の塩麹やみそ麹などは塩分が高いので注意が必要です。調理法でおすすめしたいのは、多くの抗がん食材が一度に食べられるカレーやスープ類などです。カレーのウコンには抗酸化作用があるので一石二鳥です。

　本書では、多忙な現代人の生活の中で抗がん食材の選択・調理の工夫・保存の際の要点などをわかりやすく解説しました。がんに勝った方が実際に食べていた食事や、患者さんがマンネリ化しがちがった食材を済陽式理論に基づき、管理栄養士さんがレシピ提案してくれたものを参考に抗がん食事療法に取り組まれてください。

西台クリニック院長
**済陽高穂**

## 栄養・代謝指導例　治療成績（効果）

（2014年）平均観察期間：4年半

| 臓器症例数 | | 治癒 | 改善 | 不変 | 進行 | 死亡 |
|---|---|---|---|---|---|---|
| 胃 | 53 | 4 | 26 | 3 | 2 | 18 |
| 大腸 | 111 | 10 | 65 | 1 | 5 | 30 |
| 肝臓 | 17 | 3 | 4 | | 1 | 9 |
| すい臓 | 35 | 4 | 8 | 1 | 1 | 21 |
| 胆道 | 17 | 1 | 5 | | 3 | 8 |
| 食道 | 11 | 3 | 3 | | | 5 |
| 前立腺 | 36 | 9 | 18 | 3 | 3 | 3 |
| 乳がん | 49 | 9 | 27 | 1 | 2 | 10 |
| リンパ腫 | 15 | 3 | 10 | | | 2 |
| その他 | 58 | 6 | 28 | 2 | 10 | 12 |
| 総計 | 402 | 52 | 194 | 11 | 27 | 118 |

平均観察期間は4年。通常の医療と併用し、食事療法を3ヵ月以上行っている人が対象。

# CONTENTS

目次

がんの原因の約50％が
食事と関連している ──── 2

## がんに勝つための
## 済陽式食事療法8箇条

❶ 限りなく無塩の生活を ──── 8
❷ 動物性たんぱく質、四足歩行動物を
制限 ──── 9
❸ 新鮮な無農薬野菜と果物を大量に摂る ── 10
❹ 胚芽を含む穀物、豆類、芋類を摂る ── 11
❺ 乳酸菌（ヨーグルト）、海藻類、
きのこ類を摂る ──── 12
❻ レモン、はちみつ、ビール酵母を摂る ── 12
❼ 油はオリーブ油かごま油、菜種油に ── 13
❽ 自然水の摂取、禁酒・禁煙 ──── 13

済陽先生が参考にした主な食事療法 ── 14
がん予防に効く有効な栄養素と食材 ── 16
食物・栄養・運動のがん予防判定 ── 18

## 作りおき
## 抗がん主食

さつまいも玄米ごはん ──── 20
乳がん克服レシピ
ひじき玄米ごはん ──── 21
転移直腸がん克服レシピ
新しょうがの玄米ごはん ──── 22
晩期胃がん改善レシピ
玄米入りオムライス ──── 23
胃がん改善レシピ
ごぼう入りオムライス風 ──── 24
管理栄養士サポートレシピ
豆カレー ──── 25
管理栄養士サポートレシピ

根菜チャーハン ──── 26
管理栄養士サポートレシピ
かぼちゃカレー ──── 27
悪性リンパ腫克服レシピ
雑穀炊き込みごはん ──── 28
乳がん克服レシピ
シーフードグラタン ──── 29
乳がん克服レシピ
野菜たっぷりスパゲティ ──── 30
前立腺がん克服レシピ
中華風あんかけそば ──── 31
悪性リンパ腫克服レシピ
キャベツたっぷりお好み焼き ──── 32
乳がん克服レシピ
無塩全粒粉パン＆自家製無農薬
レモンジャム ──── 33
胃がん克服レシピ
にんじんパンケーキ ──── 34
管理栄養士サポートレシピ
おからスコーン ──── 35
管理栄養士サポートレシピ

コラム 味気なさを補うふりかけ ──── 36

## 作りおき
## 抗がんおかず

### きのこ
きのこと野菜の重ね煮 ──── 38
胃がん克服レシピ
きのこと根菜の炒め物 ──── 39
乳がん克服レシピ
エリンギのレタス巻き ──── 40
管理栄養士サポートレシピ

4

きのこと根菜のさっと煮 ……… 41
乳がん克服レシピ
きのこと根菜のしょうが和え ……… 42
乳がん克服レシピ
きのこの粒マスタード煮 ……… 43
管理栄養士サポートレシピ

## パプリカ／ピーマン
野菜のごまみそ炒め ……… 44
前立腺がん克服レシピ
ピクルス ……… 45
胆管がん克服レシピ
洋風ラタトゥイユ ……… 46
卵巣がん克服レシピ
玉ねぎとパプリカのマリネ ……… 47
卵巣がん克服レシピ

## 青菜・キャベツ
野菜のあんかけ ……… 48
乳がん克服レシピ
ほうれん草のヨーグルト和え ……… 49
管理栄養士サポートレシピ
温野菜　豆腐ディップ ……… 50
乳がん克服レシピ
よくばりピクルス ……… 51
管理栄養士サポートレシピ

## 大豆製品
大豆グルテンベジタブル餃子 ……… 52
大腸がん克服レシピ
大豆グルテンキャベツロール ……… 53
大腸がん克服レシピ
豆腐とささみのハンバーグ ……… 54
悪性リンパ腫克服レシピ
豆腐のピリ辛煮 ……… 55
すい臓がん克服レシピ

大豆とひじきのコロッケ ……… 56
管理栄養士サポートレシピ

## 根　菜
切り昆布の炒め煮 ……… 57
管理栄養士サポートレシピ
お麩肉じゃが ……… 58
大腸がん克服レシピ
筑前煮 ……… 59
卵巣がん克服レシピ
根菜のコーンクリーム煮 ……… 60
管理栄養士サポートレシピ
たたきれんこんのきんぴら ……… 61
卵巣がん克服レシピ
きんぴらごぼう ……… 62
肝臓がん克服レシピ
切干大根の煮物 ……… 63
悪性リンパ腫克服レシピ
乾物ペペロンチーノ ……… 64
管理栄養士サポートレシピ
にんじんのマリネ ……… 65
悪性リンパ腫克服レシピ

## ねぎ類・にんにく
ねぎとにらのチヂミ ……… 66
悪性リンパ腫克服レシピ
長ねぎたっぷり豆乳グラタン ……… 67
管理栄養士サポートレシピ
にんにくディップ ……… 68
管理栄養士サポートレシピ
にんにくと長ねぎの串焼き ……… 69
すい臓がん克服レシピ

## 鶏肉／魚
鶏ササミの塩麹漬け ……… 70
悪性リンパ腫克服レシピ

# 目次

鶏団子の酢豚風 —— 71
**食道がん克服レシピ**

鮭とマヨマスタードホイル焼き —— 72
管理栄養士サポートレシピ

鮭の南蛮漬け —— 73
管理栄養士サポートレシピ

鮭と野菜の塩麹グリル —— 74
管理栄養士サポートレシピ

鮭と野菜のパン粉焼き —— 75
管理栄養士サポートレシピ

たらの香り蒸し —— 76
管理栄養士サポートレシピ

タイのマリネ —— 77
管理栄養士サポートレシピ

揚げ鰆のだし漬け —— 78
管理栄養士サポートレシピ

さばの味噌煮 —— 79
管理栄養士サポートレシピ

豆アジの南蛮漬け —— 80
管理栄養士サポートレシピ

じゃこときのこのなめたけ風 —— 81
管理栄養士サポートレシピ

**コラム** 味気なさを補う無塩調味料 —— 82

## 作りおき 抗がんスープ

### 根菜

根菜ときのこの味噌汁 —— 84
**大腸がん克服レシピ**

たっぷりきのこと根菜の味噌汁 —— 85
**大腸がん克服レシピ**

根菜と大豆のくず汁 —— 86
**直腸がん克服レシピ**

根菜クラムチャウダー —— 87
**乳がん克服レシピ**

けんちん汁 —— 88
**乳がん克服レシピ**

レンコンのすりながし汁 —— 89
管理栄養士サポートレシピ

大根スープ —— 90
**大腸がん克服レシピ**

根菜汁 —— 91
**卵巣がん克服レシピ**

里芋チキンスープ —— 92
**悪性リンパ腫克服レシピ**

タラと根菜のショウガ汁 —— 93
**悪性リンパ腫克服レシピ**

アリシン系野菜スープ —— 94
**胃がん克服レシピ**

手づくりだし11種の野菜汁 —— 95
**前立腺がん克服レシピ**

カレースープ —— 96
**悪性リンパ腫克服レシピ**

野菜豆乳クリームシチュー —— 97
**肺がん克服レシピ**

根菜チキンスープ —— 98
**胃がん克服レシピ**

### きのこ

玄米きのこスープ —— 99
**直腸がん克服レシピ**

干しいたけと切干大根の
酸ラー湯風とろみスープ —— 100
管理栄養士サポートレシピ

マイタケと海苔の
ジンジャースープ —— 101
管理栄養士サポートレシピ

5種類きのこ汁 —— 102
**胃がん克服レシピ**

天日干しえのきと大根の味噌汁……103
**肺がん克服レシピ**

## 大豆製品
トマト豆乳スープ……104
**管理栄養士サポートレシピ**
大豆とトマトの野菜スープ……105
**前立腺がん克服レシピ**

## 青　菜
ほうれん草のポタージュスープ……106
**胃がん克服レシピ**
モロヘイヤスープ……107
**乳がん克服レシピ**
小松菜の具だくさん味噌汁……108
**乳がん克服レシピ**
白菜のスープ……109
**大腸がん克服レシピ**

## トマト
ミニトマトのあっさりスープ
バジルソースがけ……110
**管理栄養士サポートレシピ**
トマトスープ……111
**胆管がん克服レシピ**

**コラム** 無塩の味気なさを補う、
　　　　 だしの取り方……112

# ステージIVの末期がんにも勝った
# 済陽式食事療法を続ける工夫

**実例1**
ステージIVの乳がん克服
60歳｜女性……114

**実例2**
ステージIVの大腸がん・上行結腸がん克服
36歳｜男性……116

**実例3**
悪性リンパ腫克服
65歳｜男性……118

**実例4**
広範に浸潤した肺がんを克服
75歳｜女性……120

**実例5**
余命13ヵ月と診断された胃がんを克服
55歳｜男性……122

**実例6**
全身転移、2回の再発悪性リンパ腫を克服
74歳｜男性……124

**実例7**
広範浸潤の胆管がんを克服
62歳｜女性……126

※本書のレシピは既刊『私のがんを治した毎日の献立』、『私の晩期がんを治した毎日の献立』、『私の末期がんを治した毎日の献立』、『がんから生還した私の常食とジュース』のレシピと、新規のレシピを合わせてご紹介しています。
※効果には個人差があります。本書で紹介している内容がお身体に合わない時は、速やかに中断され、かかりつけの医師にご相談ください。

STAFF
■ 患者さんレシピ校正、栄養価計算、管理栄養士サポートレシピ作成／（株）ヘルシーピット
　 杉本恵子（管理栄養士）、須田涼子（栄養士）、北村友子、片山ちえ（栄養士）、島田順子（管理栄養士）、
　 梨木香菜（管理栄養士）、中山康子（管理栄養士）
■ 撮影／石澤真実（講談社写真部）　■ デザイン／田中小百合（osuzudesign）　■ 校正／志澤　弘

済陽式食事療法　1箇条

# がんに勝つための済陽式食事療法8箇条

## ① 限りなく無塩の生活を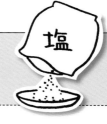

### 調味料の塩分はゼロに近づける

塩分は胃がんと密接なかかわりがあり、さらにはあらゆるがんにかかわっています。なぜ塩分の過剰摂取で胃がんのリスクが増加するのでしょうか。塩分を摂りすぎると、胃壁粘膜が傷み、細胞のミネラルバランスもくずれるためです。

食事療法では、できるだけ無塩に近づけることが原則。塩分は、魚介類や海藻に含まれるもので十分なので、調味料による塩分は不要です。

### だしを利かせて香辛料の活用を

調理の際に、塩や醤油はいっさい使わないのが基本です。どうしても必要なときは、塩分が通常の半分程度になる減塩塩や減塩醤油をほんの少し使用するようにしましょう。

おひたしやお刺身などには、減塩醤油を同量のレモン汁や酢で割って使うといいでしょう。すると、通常の醤油の約4分の1の塩分で済みます。私自身も実践している方法ですが、酢の風味も加わってこれで十分に満足できます。

他にも、昆布やカツオブシ、しいたけなどのだしを利かせたり、ワサビやサンショウなどの香辛料を使ったり、しょうがやシソなどの香味野菜を活用すると、味のバリエーションが広がり、料理をおいしく楽しめます。なお、漬け物や塩蔵品はもちろん、練り製品やハム、ウインナーなどにも多くの塩分が含まれます。

# ② 動物性たんぱく質 四足歩行の動物を制限

## 牛肉・豚肉の摂取は 完全禁止

　牛・豚をはじめとする四足歩行の動物は、がんの発生・悪化を促す要因となります。

　動物性脂肪の摂りすぎは悪玉コレステロールが増え、がんの危険性が高まることは広く知られていますが、最近では動物性たんぱく質もリスクを高めることがわかってきました。

　米国・コーネル大学のキャンベル教授は動物性たんぱく質5％を含むエサを与えたマウスと、20％を含むエサを与えたマウスで肝臓がんを起こす物質を投与したところ、後者のほうが前者の3倍も多く肝臓がんが発生したのです。これは動物性たんぱく質を分解し合成するため、肝臓内の酵素が活性化して遺伝子のミスマッチなどを起こし、発がんが促されるからです。

　がん患者さんは体質改善が進むまで、半年から1年以内は四足歩行の動物は一切禁止します。

## 鶏肉・魚は部位や 種類を選んで

　鶏肉は、脂身の少ないささみや胸肉の皮の部分を除いて使うといいでしょう。

　魚は酸化しやすいマグロやカツオなどの赤身魚は避け、ヒラメやタラ、サケなどの白身魚を選びます。丸ごと食べられる小魚もおすすめですが、シラス干しやメザシなどの塩蔵品は必ず塩抜きしてから使いましょう。

済陽式食事療法 3箇条

## ③ 新鮮な無農薬野菜と果物を大量に摂る

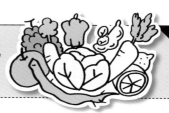

### 新鮮な野菜で抗酸化物質を補給

　野菜や果物には、ポリフェノールやフラボノイド、カロテノイド、ビタミンC、葉酸などの抗酸化物質、すなわち発がんの要因となる活性酸素を除去する成分ファイトケミカルや、さまざまな酵素（体内で起こる化学反応を促す物質）が活性の高い状態で含まれ、消化力や免疫力を高めるのに役立ちます。また、がんを抑制・改善するには細胞のミネラルバランスを整えることが不可欠です。そのため、減塩と併せてカリウムを補う新鮮な野菜や果物を毎日、たっぷり摂ることが重要です。

### ジュースで効率よく大量摂取

　加熱調理による酵素やビタミンの損失を防ぐため、野菜や果物は生で摂取するのが理想です。しかし、そのままでは量を食べられないのでジュースにして効率よく飲むといいでしょう。

　野菜と果物を4、5種類組み合わせ、ジューサーで作ります。がんの抑制には1日1.5〜2ℓを目安に、その半分程度ならサラダなどで食べてもいいですが、少なくとも1ℓはジュースで摂りましょう。ジュースは作り置きせず、必ずしぼりたてを飲んでください。

　また、野菜や果物は無農薬か低農薬のものを使用すること。新鮮な野菜や果物も大量の農薬が使われていると、体に害を及ぼしかねません。

# ④ 胚芽を含む穀物、豆類、芋類を摂る

## 胚芽は有効成分の宝庫

米や麦の胚芽の部分は、ビタミンB₁、B群、E、抗酸化物質のリグナンやフィチン、腸内環境を整える食物繊維などが豊富でがんの改善に作用します。

主食は玄米や胚芽米、発芽玄米、パンなら全粒小麦でつくったものにしましょう。

これらの穀物を利用する際に気をつけたいのが農薬です。農薬は主に胚芽部分に蓄積するので、必ず低農薬のものを選んでください。

## イソフラボンが抑制作用を発揮

大豆に含まれる大豆イソフラボンはすべてのがん抑制に役立ち、とりわけ乳がんや前立腺がんに有効です。

これらのがんは、性ホルモンによって増殖が促されるホルモン依存性のがんで、性ホルモンと大豆イソフラボンは非常に似た構造を持つため、体内に大豆イソフラボンが豊富にあると、がん細胞が増殖に必要とする性ホルモンと結合できなくなります。

また、イソフラボンの他にも、大豆はビタミンB群やE、食物繊維なども豊富に含んでいます。さらに、がんの食事療法で厳しく制限する動物性たんぱく質に代わって、良質なたんぱく質の供給源となります。

よって、豆腐や納豆、豆乳などの大豆製品や煮た大豆などを毎日欠かさずに食べましょう。

済陽式食事療法 5、6箇条

## ❺ 乳酸菌（ヨーグルト）、海藻類、きのこ類を摂る

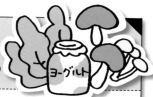

　ヨーグルトには、腸内の善玉菌をふやす働きのある乳酸菌が含まれていて、がんの抑制に効果があります。プレーンヨーグルトを1日に300グラムを目安に摂るようにしましょう。また、海藻類にはフコイダン、きのこ類にはβ－グルカンという免疫賦活物質や食物繊維が豊富に含まれていますので、毎日の食事に積極的に取り入れましょう。

## ❻ レモン、はちみつ、ビール酵母を摂る

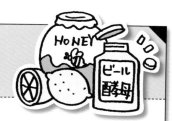

　代謝によってＡＴＰというエネルギー物質を産出する体内の仕組みを円滑にするため、クエン酸を多く含むレモンの摂取が欠かせません。良質なはちみつは、ビタミン、ミネラルなどを含み、免疫力をアップします。ビール酵母は、アミノ酸と良質なたんぱく質を補完するために必要です。がん患者さんには「エビオス錠」を朝晩10錠ずつ飲んでもらいます。

## 7 油はオリーブ油かごま油、菜種油に

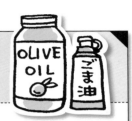

　大豆油やコーン油、綿実油などの植物油の脂肪酸には、摂りすぎるとがんや生活習慣病の要因になるといわれるリノール酸が多く含まれています。がん患者さんは、これらを避けて、オレイン酸が豊富なオリーブ油やゴマ油、菜種油を使用しましょう。とくにオリーブ油とゴマ油は、加熱しても酸化しにくいので、調理に使用するといいでしょう。

## 8 自然水の摂取、禁酒・禁煙

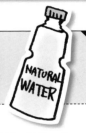

　水分は代謝に不可欠で、がんの食事療法では飲み水の選択も重要です。塩素やフッ素などが添加されている水道水は避け、できるだけ清浄な環境の井戸水やわき水などの自然水か、市販品のナチュラルミネラルウォーターを利用しましょう。お酒は胃壁を傷めるので、症状が改善するまでは禁止です。たばこは、がんに限らず、健康に百害あって一利なし。

# 済陽先生が参考にした主な食事療法

## 甲田療法

甲田医院院長の甲田光雄氏が「西式健康法（西勝造氏がつくった独特の食事療法や体操などを行う健康法）」を継承しつつ確立した療法。少食、生菜食、断食療法などを適宜行う。生菜食とは文字通り加熱せずに生で摂る方法で、主食を生の玄米粉とし、大量の青汁や根菜のすりおろしなどを摂る。動物性食品の摂取を禁止、塩分制限、大量の生野菜摂取、胚芽の摂取などは、ゲルソン療法と一致する。

## ゲルソン療法

ドイツ生まれの医師、マックス・ゲルソンが1930年代に確立したもので、がんの食事療法の草分け。その方式や症例は「がん食事療法全書」として上梓され、食事療法のバイブル的存在として世界中で読まれている。動物性食品、脂肪・塩分を厳しく制限し、新鮮な野菜や果物を大量に摂ることで、免疫力を高める。なかでも、1日2000mℓ以上の野菜の搾りたてジュースは、とくに重要とされる。

## 星野式ゲルソン療法

精神科医の星野仁彦氏が、自らのがん（大腸がんから転移した肝臓がん）を克服した実体験に基づき考案した、ゲルソン療法のアレンジ版。野菜・果物の大量摂取など大きな指針は元法通りであるが、一般的な社会生活を送りながら実行でき、しかも効果を損なわないよう工夫されている。野菜ジュースは400mℓを1日3回以上飲むとし、ゲルソン療法より量が減る分をビタミンC剤などで補給する。

## マクロビオティック

第二次世界大戦後、桜沢如一氏が考案した玄米菜食を中心とする食養生法。その後、弟子の久司道夫氏などが海外に広めたことから、現在では、世界各地で普及している。主食は玄米や雑穀、全粒粉の小麦粉製品。副菜は野菜、豆類、きのこ、海藻などで、肉類や乳製品は禁止。砂糖は使用せず、塩はにがりを含んだ自然塩を

用いる。独自の陰陽論をもとに、食材や調理法のバランスを考えるのが特徴。

## 栗山式食事療法

自然食研究家である栗山毅一氏が考案し、その後継者の昭男氏が提唱する、100年の歴史をもつ自然食療法。生水、生の果物、野菜を中心とする自然食により、健康を維持できるとする。とくにレモンなど酸味の強い柑橘類や酢の摂取を推奨している。人間の本来の食事は果物が中心で、次に野菜、海藻、貝類などで、娯楽食としての魚があり、肉は極力避ける、というのが基本の方針となる。

## ナチュラル・ハイジーン

1830年代にアメリカの医師たちによって起こった自然主義運動。ナチュラル・ハイジーンの解説書『フィット・フォー・ライフ』によって世界中に紹介され、日本へは松田麻美子氏が紹介。ナチュラル・ハイジーンには「人体に備わる浄化・修復力を阻害しないことで健康が維持できる」という意味

が込められ、生の果物、野菜を中心とする自然食法により、自然治癒力の正常化、維持を目指す。

## 安保徹式免疫力UP療法

免疫学者安保徹氏による療法で、免疫力と自律神経を研究した結果、自律神経には交感神経と副交感神経があり、副交感神経が優位になると、ウイルスなどの異物を処理する白血球「リンパ球」がふえ、免疫力を高めるのに有効だとされている。副交感神経を優位にするには、「丸ごと食品（胚芽を含む五穀、小エビ、小魚など動植物の生命維持に必要な栄養を丸ごと食べられるもの）」、「食物繊維（ごぼう、きのこ、海藻など）」、「ファイトケミカル（新鮮な野菜やくだものなど）」、「発酵食品（納豆、ヨーグルトなど）」、「いやいや食品（酸っぱい、辛い、苦いなど身体が不快と感じるもの）」を勧めている。生活としては、十分な睡眠をとり、ストレスを溜めないことなどがあげられている。

# がん予防に効く有効な栄養素と食材

## 健康を保つための重要な栄養成分

たんぱく質、炭水化物、脂質、ビタミン、ミネラルは、人体の基盤となる必要不可欠な栄養成分で、5大栄養素といわれています。食物繊維は、消化管運動促進に役立つ、第6の栄養素としての概念が確立されています。それに加え、1980年代以降、新たに第7の栄養成分といわれる「ファイトケミカル」が登場しました。

ファイトケミカルは、植物由来の抗酸化物質で、野菜や果物、豆類などに含まれ、体内で抗酸化力を発揮し、活性酸素の攻撃から細胞を守る働きをするため、がんや生活習慣病の予防などに有効です。前記の栄養素のように、摂取量が少なくても欠乏症を引き起こすことはありませんが、健康維持のためには必要な成分です。

具体的には、$\beta$-カロテンやリコピン、アントシアニンなどがファイトケミカルの一種です。食事療法でも大いに活用します。

## 有効成分を科学的に解明

アメリカでがんによる死亡者の増加が深刻になった1990年、アメリカのがん国立研究所が中心となり、がん予防に効果のある植物性食品を対象に研究する「デザイナーフーズ・プロジェクト」が立ち上がりました。そして、がん抑制の重要度が高い順にグループ分けした「デザイナーフーズ・ピラミッド」を発表したのです。ピラミッドの上段にあるほど、がん予防の効果が高い食品となります。

食事療法では、抗酸化物質やビタミンを多く取り入れることで、代謝を改善し、リンパ球や白血球を活性化させることにより、免疫能を上げることを目指します。

しかし、栄養に優れているからといって、デザイナーフーズ・ピラミッド上段の食材ばかりを大量に摂っても効果は望めません。いろいろな食品からバランスよく摂取することが大切なのです。

# がん予防の効果がある食品ピラミッド

**高** ↑ 重要度の度合い

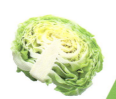

にんにく、
キャベツ、
甘草、
大豆、しょうが
セリ科の野菜
（にんじん、セロリ、
パースニップ）

玉ねぎ、茶、ターメリック（うこん）
全粒小麦、亜麻、玄米
柑橘類
（オレンジ、レモン、グレープフルーツ）
なす科の野菜
（トマト、なす、ピーマン）
アブラナ科の野菜
（ブロッコリー、カリフラワー、芽キャベツ）

メロン、バジル、タラゴン、エンバク、ハッカ、オレガノ、
きゅうり、タイム、アサツキ、ローズマリー、セージ
じゃがいも、大麦、ベリー類

## 白血球数を増やす野菜

①にんにく　②しその葉　③しょうが　④キャベツ

## サイトカイン※分泌能力のある野菜

①キャベツ　②なす　③大根　④ほうれん草　⑤きゅうり

## サイトカイン※分泌能力のある果物

①バナナ　②スイカ　③パイナップル　④ぶどう　⑤なし

デザイナーフーズ・ピラミッド（がん予防の可能性のある食品）アメリカ国立がん研究所発表
※サイトカインとは、種々な細胞が産出するたんぱく質の一種で、免疫能や細胞増殖・分化、
抗がん作用のきっかけをつくるもの。

# 食物・栄養・運動のがん予防の判定
（2007年世界がん研究基金）

↓↓↓ リスク低下は「確実」　　↓↓ リスク低下は「おそらく確実」
↑↑↑ リスク上昇は「確実」　　↑↑ リスク上昇は「おそらく確実」

## 口腔・咽頭・喉頭
| | |
|---|---|
| 野菜※1 | ↓↓ |
| 果物※2 | ↓↓ |
| アルコール飲料 | ↑↑ |

※1…カロテン類を含む食物。
※2…カロテン類を含む食物。

## 鼻咽頭
| | |
|---|---|
| 広東風塩蔵魚 | ↑↑ |

## 食道
| | |
|---|---|
| 野菜※3 | ↓↓ |
| 果物※4 | ↓↓ |
| アルコール飲料 | ↑↑↑ |
| 肥満 | ↑↑↑ |

※3…β-カロテンを含む食物。ビタミンCを含む食物。
※4…β-カロテンを含む食物。ビタミンCを含む食物。

## 肺
| | |
|---|---|
| 果物※5 | ↓↓ |
| 飲料水中のヒ素 | ↑↑↑ |
| β-カロテン※6 | ↑↑↑ |

※5…カロテン類を含む食物。
※6…喫煙者に対するサプリメントを用いた研究からの知見。（済陽式に食事で摂るのはOK）

## 胃
| | |
|---|---|
| 野菜 | ↓↓ |
| ねぎ属野菜（ねぎ・たまねぎ・にんにく等） | ↓↓ |
| 果物 | ↓↓ |
| 塩分・塩蔵食品 | ↑↑ |

## すい臓
| | |
|---|---|
| 葉酸を含む食物 | ↓↓ |
| 肥満 | ↑↑↑ |
| 腹部肥満 | ↑↑ |

## 胆のう
| | |
|---|---|
| 肥満 | ↑↑ |

## 肝臓
| | |
|---|---|
| アフラトキシン（カビ毒） | ↑↑↑ |
| アルコール飲料 | ↑↑ |

## 大腸
| | |
|---|---|
| 食物繊維を含む食物 | ↓↓ |
| にんにく | ↓↓ |
| 肉類 | ↑↑↑ |
| 加工肉 | ↑↑↑ |
| カルシウムの多い食事※7 | ↓↓ |
| アルコール飲料※8 | ↑↑↑（↑↑） |
| 運動 | ↓↓ |
| 肥満 | ↑↑↑ |
| 腹部肥満 | ↑↑ |

※7…大腸がんに対する牛乳とサプリメントを用いた研究からの知見。
※8…大腸がんに対して、男性は「確実」、女性は「おそらく確実」。

## 乳房（閉経前）
| | |
|---|---|
| アルコール飲料 | ↑↑↑ |
| 肥満 | ↓↓ |
| 授乳（母親） | ↓↓↓ |

## 乳房（閉経後）
| | |
|---|---|
| アルコール飲料 | ↑↑↑ |
| 運動 | ↓↓ |
| 肥満 | ↑↑↑ |
| 腹部肥満 | ↑↑ |

## 子宮体部
| | |
|---|---|
| 運動 | ↓↓ |
| 肥満 | ↑↑↑ |
| 腹部肥満 | ↑↑ |

## 前立腺
| | |
|---|---|
| リコピンを含む食物 | ↓↓ |
| セレンを含む食物※9 | ↓↓ |
| カルシウムの多い食事 | ↑↑ |

※9…前立腺がんに対するサプリメントを用いた研究からの知見。

## 腎臓
| | |
|---|---|
| 肥満 | ↑↑↑ |

## 皮膚
| | |
|---|---|
| 飲料水中のヒ素 | ↑↑ |

出典：World Cancer Research Fund/American Institute For Cancer Research. Food, Nutrition, Physical Activity, and the Prevention Of Cancer : a Global Perspective. Washington DC : AICR, 2007 : 370.

作りおき

# 抗がん「主食」

玄米の胚芽成分にはビタミン、ミネラル、フィチンなどの抗酸化成分が大量に含まれます。精白されるとその栄養素の70～80％が失われます。まずは無農薬か低農薬でつくられた、未精製の穀類を選ぶことがポイントです。

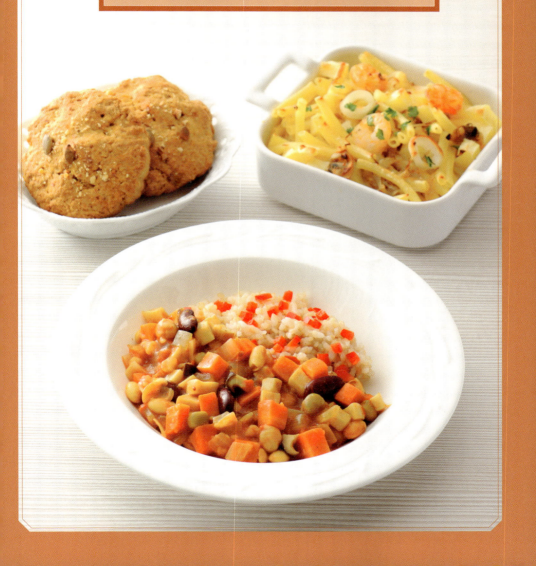

## 抗がん【主食】玄米

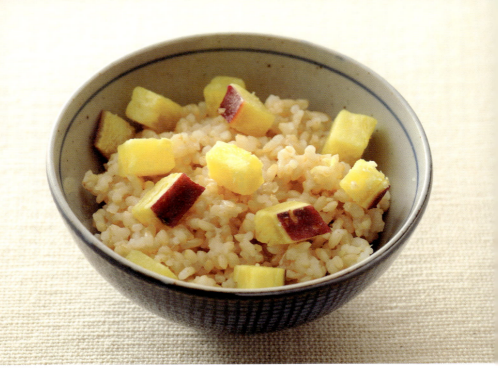

**抗がんMEMO** さつまいもの豊富なビタミンCで抗酸化力アップ

# さつまいも玄米ごはん
(乳がん克服｜女性｜41歳｜O.Mさんレシピ)

Total 200 kcal ／ 脂質 2.0g ／ 塩分 0.1g

**材料**（1人分）
- 玄米——50g
- さつまいも——20g
- 水——75cc
- 昆布——1g

**作り方**
❶ 玄米は洗い、さつまいもは1cm角に切り、水にさらす。
❷ 炊飯器に①・水・昆布を入れて炊く。

**メモ**
- 保存方法／1食分ずつ分け、タッパーに入れる
- 保存日数／冷凍で7日程度
- 食べ方／電子レンジで温める

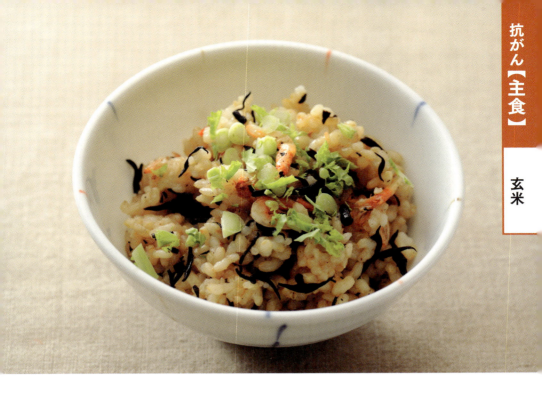

抗がん【主食】 玄米

**抗がんMEMO** 桜エビと大根葉を加えてカルシウムアップ

# ひじき玄米ごはん
(転移直腸がん克服｜男性｜60歳｜O.Nさんレシピ)

Total 191 kcal ｜ 脂質 1.5g ｜ 塩分 0.4g

**材料**（1人分）
玄米——50g
ひじき（乾燥）——1g
桜エビ——3g
減塩醤油——3g（小さじ½）
水——75cc
大根葉——10g

**作り方**
❶玄米は洗い、ひじきは水で戻して水気を切る。
❷①・桜エビ・減塩醤油・水を炊飯器に入れて炊く。
❸大根葉はみじん切りにする。
❹炊きあがった②に③を加えて、全体を混ぜる。

●保存方法／1食分ずつ分け、タッパーに入れる
●保存日数／冷凍で7日程度　●食べ方／電子レンジで温める

抗がん【主食】玄米

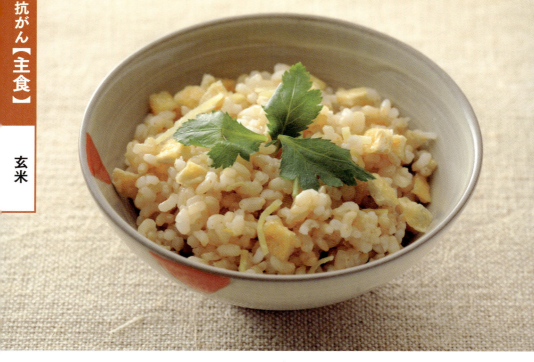

**抗がんMEMO** しょうがの辛味成分ジンゲロールががんの発生を防ぐ

## 新しょうがの玄米ごはん
(晩期胃がん改善｜男性｜64歳｜M.Tさんレシピ)

Total 183 kcal ／ 脂質 4.4g ／ 塩分 0.1g

**材料**（1人分）
玄米──40g
新しょうが──5g
油揚げ──10g（½枚）
みつば──適量
水──60cc
昆布──2g（3cm角）

**作り方**
❶玄米を洗う。
❷新しょうがはせん切り、油揚げは熱湯をかけて油抜きをして5mm角に切る。
❸みつばは1cm長さに切る。
❹炊飯器に①・②・水・昆布を加えて炊く。
❺炊きあがったら全体を混ぜて器に盛り付け、③を飾る。

●保存方法／1食分ずつ分け、タッパーに入れる
●保存日数／冷凍で7日程度　●食べ方／電子レンジで温め、みつばを飾る

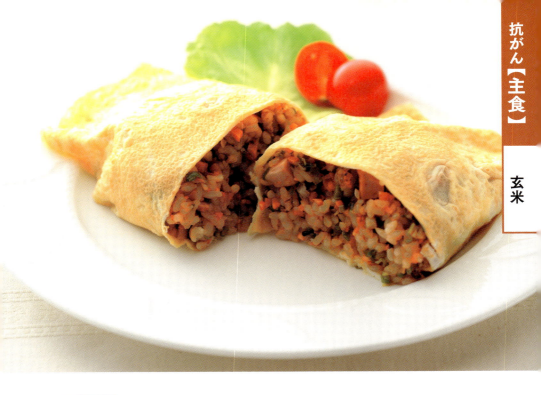

抗がん【主食】 玄米

**抗がんMEMO** β-カロテン豊富な緑黄色野菜で活性酸素から身体を守る

# 玄米入りオムライス
(胃がん改善｜男性｜41歳｜I.Oさんレシピ)

Total 353 kcal ｜ 脂質 11.0g ｜ 塩分 1.2g

## 材料 (1人分)
- ピーマン —— 20g (1個)
- いんげん —— 10g (2本)
- にんじん —— 30g (3cm)
- エリンギ —— 25g (½本)
- フィッシュソーセージ —— 15g (½本)
- オリーブ油 —— 4g (小さじ1)
- コーン —— 14g (大さじ1)
- 玄米ごはん —— 100g
- 顆粒コンソメ —— 1g
- トマトケチャップ —— 15g (大さじ½)
- 水 —— 7.5g (大さじ½)　卵 —— 50g (1個)
- サラダ菜 —— 適量　ミニトマト —— 10g (1個)

## 作り方
❶ピーマン・いんげん・にんじん・エリンギはみじん切り、フィッシュソーセージは1cm角に切る。
❷熱したフライパンにオリーブ油を敷き、①・コーン・玄米ごはん・顆粒コンソメ・トマトケチャップ・水を加えて炒め、器に盛る。
❸②のフライパンを洗って熱し、溶いた卵を入れて薄焼き卵を焼き、②にのせる。
❹③にサラダ菜・ミニトマトを添える。

- 保存方法／作り方②の状態で1食分ずつ分け、タッパーに入れる
- 保存日数／冷凍で7日程度　食べ方／電子レンジで温め、作り方③から仕上げる

抗がん【主食】玄米

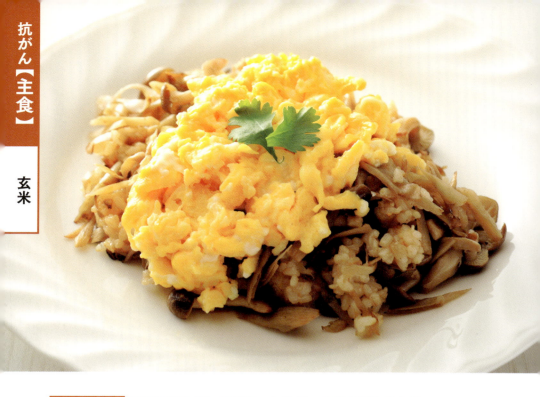

**抗がんMEMO** 食物繊維の多いごぼう・しめじ・玄米の組み合わせ

# ごぼう入りオムライス風
(管理栄養士レシピ)

Total 467 kcal / 脂質 13.8g / 塩分 0.9g

**材料**（1人分）
- ごぼう——100g（⅔本）
- しめじ——60g（½パック）
- しょうが——5g（1片）
- オリーブ油——4g（小さじ1）
- 鶏ひき肉——70g
- 三温糖——8g（大さじ1弱）
- 低塩だし醤油——9g（大さじ½）
- 玄米ごはん——100g
- 卵——25g（½個）
- こしょう——少々
- イタリアンパセリ——少々

**作り方**
1. ごぼうは皮をむき、ささがきにする。
2. しめじは石づきを切り落としてほぐし、しょうがは皮をむいてみじん切りにする。
3. フライパンを熱してオリーブ油を敷き、①・②・鶏ひき肉を入れて炒める。
4. 鶏ひき肉の色が変わったら、三温糖・低塩だし醤油を加えて炒める。
5. 玄米ごはんに④を加えてよく混ぜ、器に盛る。
6. ボウルに卵・こしょうを入れてよく溶きほぐす。
7. フライパンを温めて⑥を流し入れ、菜箸で大きく混ぜて半熟状態で取り出し、⑤の上に盛り、イタリアンパセリを飾る。

**メモ**
- 保存方法／⑤の状態でタッパーに入れる
- 保存日数／冷凍で7日程度
- 食べ方／電子レンジで温め、作り方⑥から仕上げる

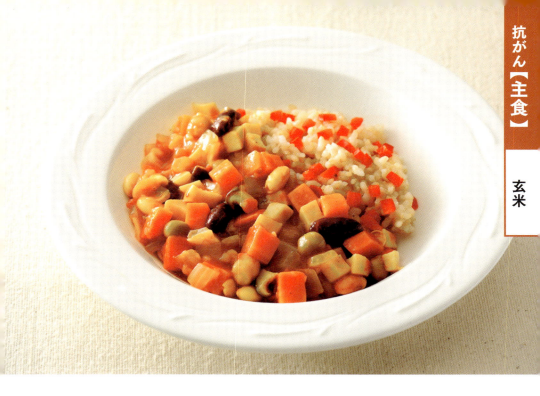

抗がん【主食】 玄米

**抗がんMEMO** 豆類と玄米を組み合わせ、発がんを抑制するフィチン酸をアップ

# 豆カレー
(管理栄養士レシピ)

| Total | 脂質 | 塩分 |
|---|---|---|
| 275 kcal | 2.8g | 0.3g |

**材料**(1人分)
- たまねぎ —— 30g (1/6個)
- にんじん —— 30g (3cm)
- エリンギ —— 50g (1本)
- ミックスビーンズ —— 20g
- 大豆(水煮) —— 10g
- 水 —— 65cc
- カットトマト(缶詰) —— 35g
- カレー粉 —— 2g
- 小麦粉 —— 3g
- こしょう —— 少々
- 赤パプリカ —— 10g
- 玄米ごはん —— 100g

**作り方**
❶ たまねぎ・にんじんは皮をむき1cm角に切る。
❷ エリンギは1cm角に切る。
❸ 鍋に、①・②・ミックスビーンズ・大豆・水・カットトマト・カレー粉・小麦粉を入れて煮込む。
❹ にんじんがやわらかくなったら、こしょうを入れて味を調える。
❺ 赤パプリカを5mm角に切り、玄米ごはんに混ぜる。
❻ 器に⑤を盛り、④をかける。

● 保存方法／カレーとごはんを分け、1食ずつタッパーに入れる
● 保存日数／冷凍で7日程度　● 食べ方／電子レンジでそれぞれ温める

抗がん【主食】玄米

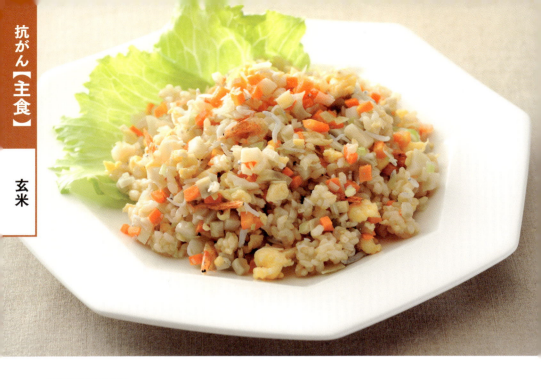

**抗がんMEMO** 根菜の食物繊維、しらす・桜エビのカルシウムで免疫力アップ

# 根菜チャーハン
(管理栄養士レシピ)

Total 459 kcal ／ 脂質 14.1g ／ 塩分 1.3g

**材料**（1人分）
- れんこん——50g
- にんじん——20g（2cm）
- ごぼう——20g（1/9本）
- 長ねぎ——20g（1/5本）
- ごま油——4g（小さじ1）
- 卵——60g（1個）
- 玄米ごはん——140g
- しらす——10g
- 桜エビ——5g
- 顆粒中華だし——少々
- こしょう——少々
- レタス——適量

**作り方**
❶ れんこん・にんじん・ごぼうは皮をむいて粗いみじん切り、長ねぎもみじん切りにする。
❷ フライパンにごま油を入れて熱し、割りほぐした卵を入れてふわっとしたら器に取り出す。
❸ ②のフライパンにれんこん・にんじん・ごぼうを入れてよく炒め、火が通ったら長ねぎ・玄米ごはんを加えて炒め合わせる。
❹ しらす・桜エビ・顆粒中華だし・こしょうを加えて味を調え、②を戻し入れてさっとかき混ぜて火を止める。
❺ 器にレタスを敷き、④を盛る。

**メモ**
- 保存方法／作り方④の状態でタッパーに入れる
- 保存日数／冷凍で7日程度
- 食べ方／自然解凍後フライパンで熱し、作り方⑤で仕上げる
- 備考／出来るだけ強火で短時間で調理し、熱に弱いビタミンなどの損失を防ぐ

抗がん【主食】

玄米

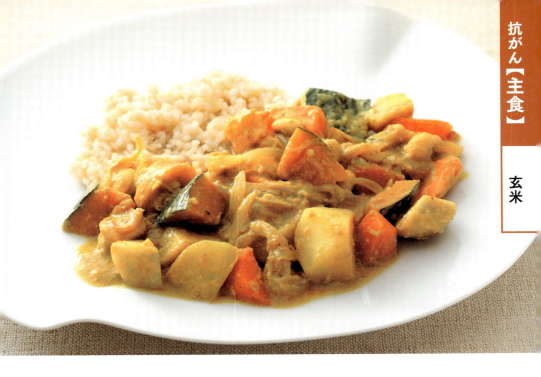

**抗がんMEMO** 済陽式抗がん食材が一度に摂れる優秀レシピ

## かぼちゃカレー
(悪性リンパ腫克服｜男性｜22歳｜T.Yさんレシピ)

Total 547kcal　脂質 14.1g　塩分 1.9g

**材料**（1人分）
にんじん——30g（3cm）
じゃがいも——40g（½個）
里芋——30g（½個）
たまねぎ——40g（⅕個）
かぼちゃ——50g
しょうが——5g（1片）
にんにく——5g　エビ——10g（1尾）
オリーブ油——2g（小さじ½）
ホタテ貝柱——80g（小2個）
大豆（水煮）——30g
豆乳——150cc（¾カップ）
チキンペーストのカレールウ——15g
玄米ごはん——80g

**作り方**
❶にんじん・じゃがいも・里芋は皮をむいて2cm大の乱切り、たまねぎは皮をむいて薄切り、かぼちゃは種を取り除いて2cm大の乱切りにする。
❷①を耐熱容器に入れてラップをかけ、電子レンジで加熱する。
❸しょうが・にんにくは皮をむいてみじん切りにする。エビは殻と背綿を取り除く。
❹熱した鍋にオリーブ油を敷き、①・②・③・ホタテ貝柱を入れて炒め、大豆・豆乳を加えて混ぜる。
❺火を止めてカレールウを入れて溶かし、火をつけてひと煮立ちさせる。
❻器に玄米ごはんを盛り、⑤をかける。

**メモ**
●保存方法／カレーとごはんを分け、1食ずつタッパーに入れる
●保存日数／冷凍で7日程度　●食べ方／電子レンジでそれぞれ温める

抗がん【主食】

雑穀米

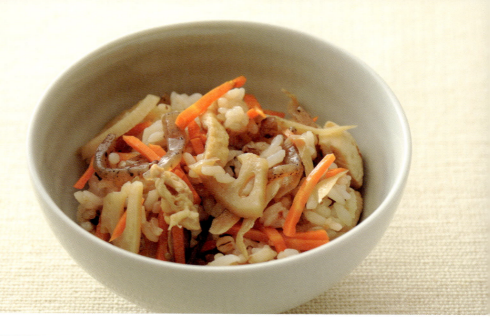

| 抗がんMEMO | 雑穀米は食物繊維やビタミン類が豊富で、腸内環境が向上し免疫力が高まります |

## 雑穀炊き込みごはん
(乳がん克服｜女性｜60歳｜N.Aさんレシピ)

Total 199 kcal　脂質 1.6g　塩分 0.6g
※一人当たり（⅛量）

**材料**（作りやすい分量）
雑穀米——80g（½カップ）
白米——240g（1・½カップ）
鶏むね肉——100g
ごぼう——90g（½本）
にんじん——100g（½本）
れんこん——30g
しいたけ——30g（3枚）
油揚げ——20g（1枚）
こんにゃく——60g（¼枚）
だし汁——400cc（2カップ）
減塩醤油——40g（大さじ2・¼）
みりん——40g（大さじ2・¼）

**作り方**
❶雑穀米・白米を混ぜて洗う。
❷鶏むね肉は小さめに切り、ごぼうはささがき、にんじんはせん切り、れんこんは皮をむいて薄いいちょう切り、しいたけはスライス、油揚げ・こんにゃくは細切りにする。
❸鍋にだし汁・減塩醤油・みりん・②を入れてひと煮立ちさせ、具材と煮汁に分けて冷ます。
❹炊飯器に①・冷めた煮汁を入れ、上に具材をのせて炊く。

● 保存方法／1食分ずつ分け、タッパーに入れる
● 保存日数／冷凍で7日程度　● 食べ方／電子レンジで温める

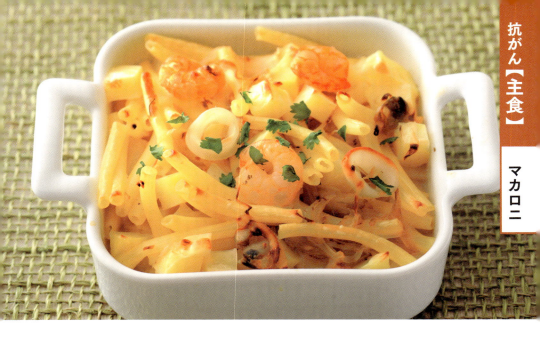

抗がん【主食】 マカロニ

**抗がんMEMO** 抗がん作用の高い、たまねぎとにんにくのダブル使いがポイント

# シーフードグラタン
(乳がん克服｜女性｜60歳｜N.Aさんレシピ)

Total 402 kcal ／ 脂質 11.6g ／ 塩分 0.7g
※一人当たり（½量）

## 材料（2人分）
じゃがいも —— 100g（1個）
たまねぎ —— 100g（½個）
にんにく —— 5g（1片）
オリーブ油 —— 13g（大さじ1）
シーフードミックス（冷凍） —— 100g
マカロニ（乾燥） —— 90g（1カップ）
水 —— 100cc（½カップ）
小麦粉 —— 9g（大さじ1）
牛乳 —— 200cc（1カップ）
顆粒コンソメ —— 少々
こしょう —— 少々
パセリ（乾燥） —— 少々

## 作り方
❶じゃがいもは皮をむいて1cm角に切り、ラップに包んで電子レンジで加熱する。
❷たまねぎは皮をむいてスライスする。
❸にんにくは皮をむいてみじん切りにする。
❹フライパンを温めてオリーブ油をしき、③を入れて香りが出るまで炒めたら、②を加えて透明になるまで炒める。
❺①・シーフードミックスを加えて炒め、マカロニ・水を入れて蓋をし、マカロニがやわらかくなるまで煮る。
❻ボウルに小麦粉・牛乳を入れ、泡立て器でよく混ぜ、⑤に加えてとろみをつけ、顆粒コンソメ・こしょうで味を調える。
❼耐熱容器に入れ、オーブントースターで焼き、パセリを散らす。

メモ
●保存方法／作り方⑥の状態で1食分ずつに分け、タッパーに入れる
●保存日数／冷凍で7日程度　●食べ方／電子レンジで温め、作り方⑦から仕上げる

抗がん【主食】 麺

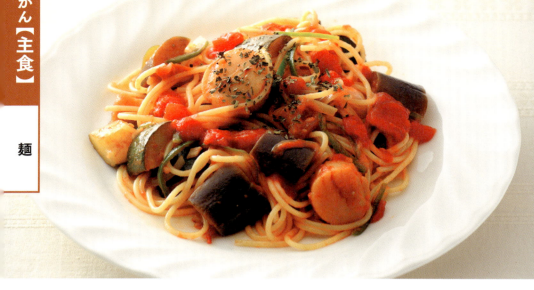

**抗がんMEMO** 抗がん効果の高い食材の頂点、にんにくを効かせて

# 野菜たっぷりスパゲティ
（前立腺がん克服｜男性｜84歳｜T.Hさんレシピ）

Total 304 kcal ｜ 脂質 5.5g ｜ 塩分 1.4g

**材料**（1人分）
- スパゲティ（乾燥）——40g
- にんにく——2.5g（½片）
- たまねぎ——30g
- ピーマン——30g（1・½個）
- エリンギ——25g（½本）
- ズッキーニ——50g（⅓本）
- トマト——50g（⅓個）
- なす——40g（½本）
- オリーブ油——4g（小さじ1）
- 赤唐辛子（輪切り）——少々
- ホタテ貝柱——40g（2個）
- トマトソース——16g（大さじ1）
- 赤ワイン——15g（大さじ1）
- こしょう——少々　バジル（乾燥）——少々
- 固形コンソメ——2.5g（½個）

**作り方**
❶スパゲティはたっぷりの湯で少し芯が残るぐらいまでゆでる。
❷にんにくは皮をむいてみじん切りにする。
❸たまねぎは皮をむいて薄切り、ピーマンは種とへたを取り5㎜の薄切り、エリンギはスライスする。
❹ズッキーニ・トマト・なすは2㎝の角切りにする。
❺熱したフライパンにオリーブ油を敷いて②・赤唐辛子を炒め、香りが出たら③・④・ホタテ貝柱・トマトソースを加えて炒める。
❻⑤に①を加えて炒め合わせ、赤ワイン・こしょう・バジル・固形コンソメで調味する。

メモ
- ●保存方法／1食分ずつタッパーに入れる
- ●保存日数／冷凍で7日程度　●食べ方／電子レンジで温める

抗がん【主食】 麺

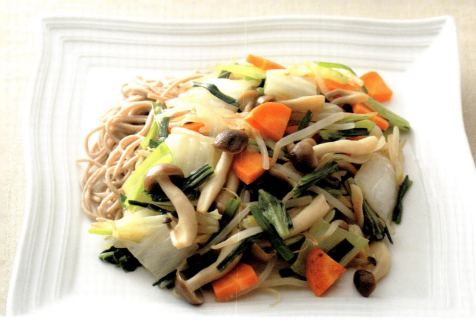

**抗がんMEMO** たっぷりの緑黄色野菜ときのこで免疫力アップ

# 中華風あんかけそば
（悪性リンパ腫克服｜男性｜22歳｜T.Yさんレシピ）

Total 324 kcal ｜ 脂質 5.8g ｜ 塩分 1.4g

## 材料（1人分）
- そば（乾燥）——50g
- 白菜——50g（½枚）
- しめじ——50g（½パック）
- たまねぎ——30g（⅙個）
- にんにく——5g（1片）
- にんじん——30g（3cm）
- チンゲン菜——40g
- ニラ——30g
- もやし——100g（½袋）
- ごま油——4g（小さじ1）
- 酒——15g（大さじ1）
- 低塩だし醤油——6g（小さじ1）
- 片栗粉——9g（大さじ1）
- 水——15g（大さじ1）

## 作り方
❶ そばはたっぷりの湯でゆでてザルにあげる。
❷ 白菜は3cm幅に切り、しめじは小房に分ける。
❸ たまねぎ・にんにくは皮をむいてスライス、にんじんは皮をむいて5mm厚さのいちょう切りにする。
❹ チンゲン菜・ニラは3cm長さに切り、もやしは流水で軽く洗う。
❺ 熱したフライパンにごま油を敷いて、②・③・④を加えてしんなりするまで炒める。
❻ ⑤に酒・低塩だし醤油を加えて調味して、水で溶いた片栗粉を加えてとろみをつける。
❼ ①を器に盛り付け⑥をかける。

 ●保存方法／あんかけ（作り方②〜⑥まで）を作り、タッパーに入れる　●保存日数／冷蔵で2日程度　●食べ方／そばをゆで、電子レンジで温めたあんかけをかける

抗がん【主食】お好み焼き

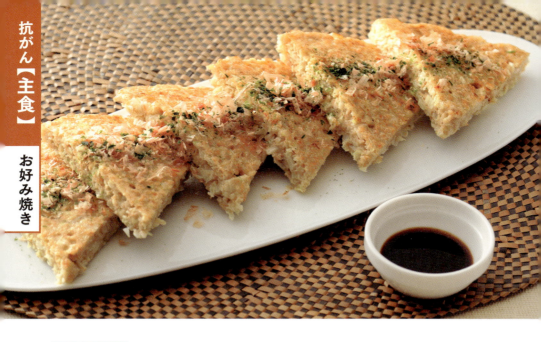

**抗がんMEMO** 長芋の消化酵素とキャベツの抗潰瘍作用で胃腸の負担を軽減

## キャベツたっぷりお好み焼き
(乳がん克服 | 女性 | 60歳 | N.Aさんレシピ)

**Total 411 kcal** | **脂質 15.1g** | **塩分 0.2g**

**材料**（1人分）
キャベツ——180g（3枚）
長芋——30g
じゃがいも——50g（½個）
全粒粉——50g
卵——60g（1個）
水——50cc（¼カップ）
オリーブ油——8g（小さじ2）
●**飾り**
オーガニックソース——適量
青のり——適量
かつお節——適量

**作り方**
❶キャベツはみじん切りにする。
❷長芋・じゃがいもは皮をむいてすりおろす。
❸ボウルに全粒粉・卵・水を入れて混ぜ、②を加えて混ぜたら①を加えてさらに混ぜる。
❹フライパンを温めてオリーブ油を敷き、③を入れて両面を焼く。
❺器に④を盛り、オーガニックソース・青のり・かつお節を飾る。

●保存方法／作り方④の状態で1食分ずつタッパーに入れる　●保存日数／冷凍で7日程度
●食べ方／電子レンジで温め、作り方⑤で仕上げる

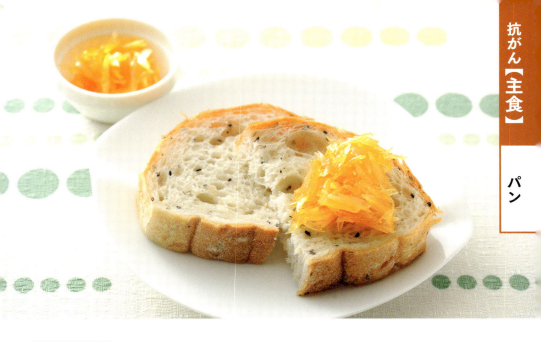

抗がん【主食】 パン

### 抗がんMEMO　レモンの皮に含まれる豊富なビタミンCで活性酸素を予防

# 無塩全粒粉パン&自家製無農薬レモンジャム
(胃がん克服｜男性｜68歳｜K.Yさんレシピ)

●**無塩全粒粉パン**

| Total 256 kcal | 脂質 10.9g | 塩分 0.0g |
|---|---|---|

※1枚当たり（1/6量）

**材料**（1斤6枚分）
強力粉・全粒粉 —— 各125g
クルミ —— 60g　ごま（黒）—— 9g（大さじ1）
オリーブ油 —— 12g（小さじ3）
スキムミルク —— 6g（大さじ1）
砂糖 —— 9g（大さじ1）
イースト —— 3g（小さじ1）　水 —— 200cc

**作り方**
❶材料をパン焼き器にセットして焼く。
❷焼き上がったパンを6等分する。

- 保存方法／1食分ずつ分け、ジッパー付きの袋（冷凍用がおすすめ）に入れる
- 保存日数／冷凍で7日程度　●食べ方／冷蔵庫で自然解凍し、オーブントースター（もしくはオーブン）で温める

●**自家製無農薬レモンジャム**

| Total 45 kcal | 脂質 0.2g | 塩分 0.0g |
|---|---|---|

**材料・作り方**　※1食分（15g）で換算しています
❶レモンの皮（700g 10個分）は細くスライスする。
❷鍋に①・砂糖（60g）・はちみつ（240g）・レモン汁（大さじ3）を入れて煮る。

- 保存方法／小分けにしてタッパーに入れる
- 保存日数／冷凍で14日程度
- 食べ方／自然解凍後そのまま食べる

抗がん【主食】 パン

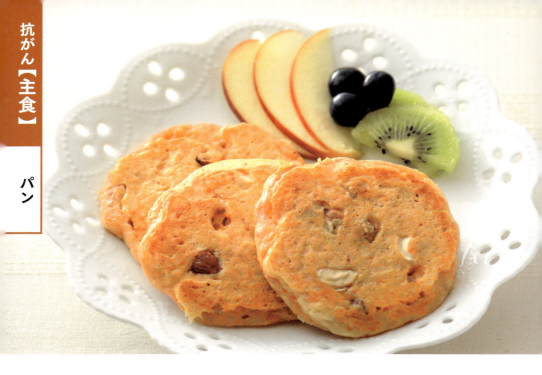

**抗がんMEMO** にんじんの食物繊維と、ナッツ類のビタミンEでがん予防

## にんじんパンケーキ
(管理栄養士レシピ)

Total 247 kcal　脂質 9.2g　塩分 0.4g

**材料**(1人分)
ホットケーキミックス——40g
にんじんの搾りかす——20g
豆乳——40cc
ナッツ類——10g
オリーブ油——少々
お好みのフルーツ——適量

**作り方**　※フルーツは含まれていません
❶ボウルにホットケーキミックス・細かく刻んだにんじんの搾りかす・豆乳・ナッツ類を入れてよく混ぜる。
❷フライパンを温めてオリーブ油を敷き、①を流し入れて焼く。
❸器に②を盛り、食べやすい大きさに切ったフルーツを飾る。

メモ
●保存方法/作り方②の状態でタッパーに入れる
●保存日数/冷凍で7日　●食べ方/電子レンジで温め、作り方③で仕上げる
●備考/各自のジュースをしぼった後の搾りかすでOK

抗がん【主食】 パン

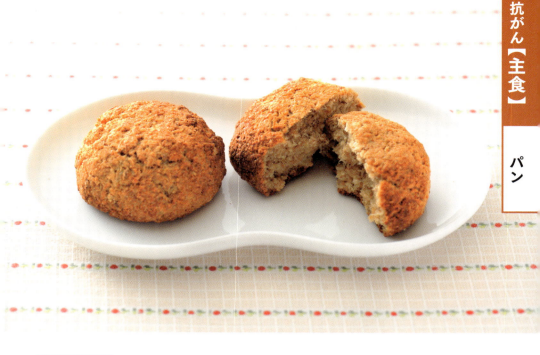

**抗がんMEMO** 食物繊維の多いおからに、そば茶の食物繊維もプラス

# おからスコーン
(管理栄養士レシピ)

Total **284** kcal　脂質 **11.4g**　塩分 **1.1g**

**材料**（1人分）
おから ── 50g
A ┌ 全粒粉 ── 25g
　├ そば茶 ── 5g（大さじ1）
　└ ベーキングパウダー
　　　── 6g（大さじ½）
B ┌ 太白胡麻油 ── 7g（大さじ½）
　├ はちみつ ── 12g（大さじ½）
　└ 卵 ── 15g（¼個）

**作り方**
❶フライパンにおからを入れて弱火で4分程からいりして、冷ます。
❷ボウルに①・Aの材料を入れ、混ぜ合わせる。
❸別のボウルにBの材料を入れ、混ぜ合わせる。
❹③のボウルに②を加え、さっくりと混ぜ合わせる。
❺2等分に分け丸めたら1.5cm厚さになるよう押しつぶす。
❻180℃に予熱したオーブンで20分焼く。

- 保存方法／冷めてから、ジッパー付きの袋に入れる　● 保存日数／冷凍で7日
- 食べ方／自然解凍後、トースターで焼く

味気なさを補うふりかけ

## ごまひじき

**材料**（1回分）
ひじき（乾燥）——5g
しょうが——5g
ごま（白）——3g（小さじ1）
ごま油——2g（小さじ½）

**作り方**
❶ ひじきは水戻しし、水気を切る。
❷ しょうがはせん切りにする。
❸ フライパンにごま油を敷き、①・②を水気がなくなるまで炒め、ごまを加えて混ぜ合わせる。

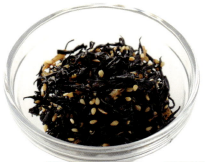

| Total | 脂質 | 塩分 |
|---|---|---|
| 45 kcal | 3.7g | 0.2g |

メモ
● 保存方法／タッパーか瓶に入れる
● 保存日数／冷蔵庫で5日
● 食べ方／そのまま食べる

抗がん **管理栄養士レシピ**
ひじきとごまでカルシウムたっぷりの組み合わせ

---

## 黒のふりかけ

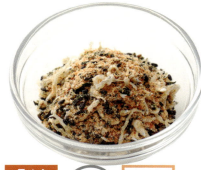

**材料**（1回分）
わかめ（乾燥）——2g
かつお節——5g
ちりめんじゃこ——5g（大さじ1）
ごま（黒）——3g（小さじ1）

**作り方**
❶ わかめは乾燥したままかつお節と共にミルミキサーに入れて細かくする。
❷ ボウルに①・ちりめんじゃこ・ごまを入れて混ぜ合わせる。

| Total | 脂質 | 塩分 |
|---|---|---|
| 48 kcal | 1.9g | 0.7g |

抗がん **管理栄養士レシピ**
黒ごまを使えば、抗酸化成分であるポリフェノールも補える

メモ
● 保存方法／タッパーか瓶に入れる
● 保存日数／冷蔵で7日
● 食べ方／ごはんにかけたり、葉物野菜と和える

## 作りおき
# 抗がん「おかず」

四足歩行動物は飽和脂肪酸が多く、血液をドロドロにし、たんぱく質分解過程で肝臓での解毒が不十分になり、がんの要因に。赤身魚もミオグロビンが組織で活性酸素を発生させるのでNGです。野菜は無農薬か低農薬を選びます。

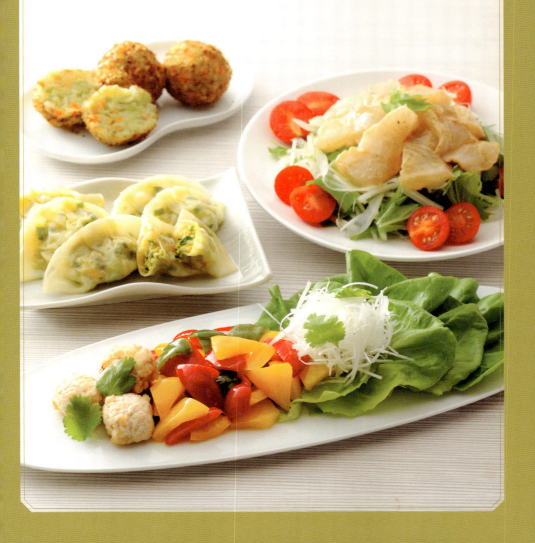

抗がん【おかず】 きのこ

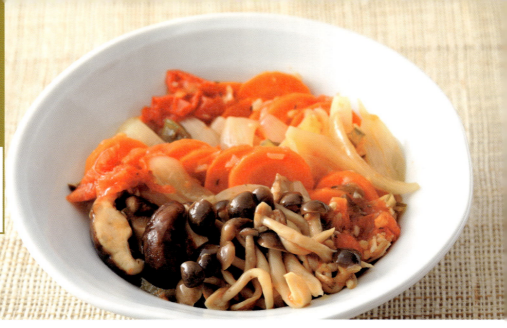

**抗がんMEMO** きのこに含まれるβ-グルカンで免疫力をアップ

# きのこと野菜の重ね煮
(胃がん克服｜男性｜55歳｜S.Hさんレシピ)

Total 127 kcal ／ 脂質 0.7g ／ 塩分 0.2g

**材料**（1人分）
しいたけ —— 30g (3枚)
しめじ —— 50g (½パック)
トマト —— 150g (1個)
にんじん —— 100g (½本)
たまねぎ —— 100g (½個)
しょうが —— 10g
にんにく —— 10g
刻み昆布 —— 少々
水 —— 50cc (¼カップ)

**作り方**
❶ しいたけは半分に切り、しめじは根元を切り落としてほぐし、トマトはくし切り、にんじんは輪切り、たまねぎは皮をむいてくし切りにする。
❷ しょうが・にんにくは皮をむいてみじん切りにする。
❸ 鍋に①・②・①・②と重ねて入れ、刻み昆布を散らし、水を注ぐ。
❹ ③を弱火にかけ、野菜から出る水分で煮込む。

**メモ**
●保存方法／タッパーに入れる　●保存日数／冷蔵で1日
●食べ方／電子レンジで温める

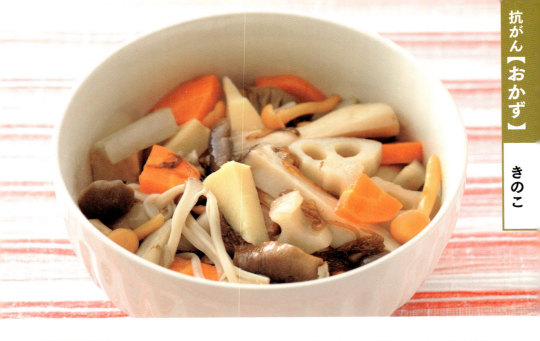

抗がん【おかず】 きのこ

**抗がんMEMO** 抗がん効果の高い根菜ときのこに、もずくを加えて不足しがちな鉄分を補う

## きのこと根菜の炒め物
(乳がん克服｜女性｜71歳｜N.Tさんレシピ)

Total 130 kcal ／ 脂質 4.9g ／ 塩分 0.5g

**材料（1人分）**
- えのき茸——30g（1/3袋）
- しめじ——30g（1/3パック）
- まいたけ——30g（1/3パック）
- エリンギ——50g（1本）
- れんこん——30g
- ごぼう——30g（1/6本）
- にんじん——30g（3cm）
- たけのこ（水煮）——30g
- ごま油——4g（小さじ1）
- なめこ——30g（1/3パック）
- もずく——70g（1パック）
- 減塩醤油——3g（小さじ1/2）

**作り方**
1. えのき茸・しめじ・まいたけは根元を切り落とし、小房に分ける。
2. エリンギは縦に4等分に切る。
3. 皮をむいたれんこん・ごぼう・にんじん・たけのこをひと口大に切る。
4. 熱したフライパンにごま油を敷き、①・②・③を加えて根菜に火が通るまで炒める。
5. ④になめこ・もずくを加えて軽く炒め、減塩醤油を加えて火を止める。

**メモ**
- 保存方法／タッパーに入れる
- 保存日数／冷蔵で1日程度
- 食べ方／電子レンジで温める

抗がん【おかず】 きのこ

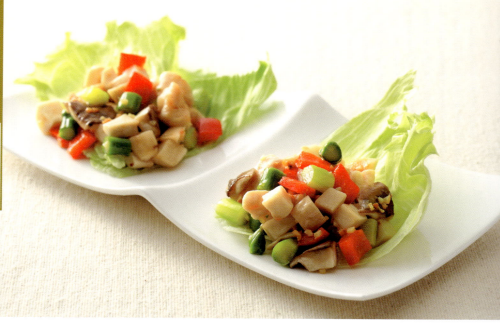

**抗がんMEMO** アスパラのアスパラギン酸＋エリンギのβ-グルカンで免疫力アップ

# エリンギのレタス巻き
（管理栄養士レシピ）

Total 106 kcal　脂質 5.6g　塩分 0.2g

**材料**（1人分）
エリンギ──50g（1本）
赤パプリカ──10g
アスパラ──20g（1本）
鶏ささみ──30g
塩──少々
にんにく──3g
しょうが──3g
ごま油──4g（小さじ1）
仕上げ用ごま油──1g（小さじ¼）
レタス──40g（2枚）

**作り方**
❶エリンギ・赤パプリカは1cm角に切り、アスパラは下の硬い部分の皮をむき、1cm長さに切る。
❷鶏ささみは1cm角に切り、塩をまぶして下味をつける。
❸にんにく・しょうがは皮をむいてみじん切りにする。
❹フライパンにごま油・③を入れて炒め、香りがしてきたら②を加えて炒める。
❺鶏ささみの色が変わってきたら①を加えて炒め、最後にごま油で香りをつける。
❻器にレタスと一緒に⑤を盛り付け、レタスで包んで食べる。

●保存方法／作り方⑤の状態で冷まし、タッパーに入れる　●保存日数／冷蔵で2日
●食べ方／フライパンで温め、レタスに包んで食べる。チャーハンの具材にしたり、麺類のトッピングにも使える　●備考／ゆでずに炒めることで栄養素が水に溶け出すのを防ぎます

抗がん【おかず】 きのこ

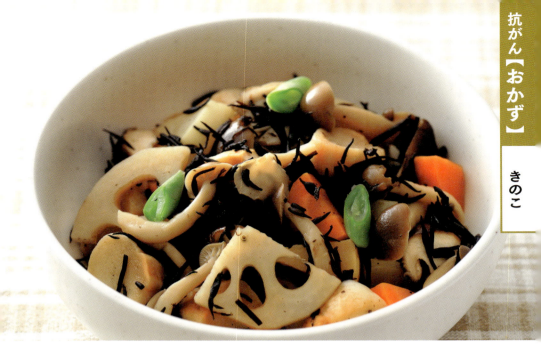

**抗がんMEMO** 食物繊維の豊富な根菜と、きのこのβ-グルカンでがんに勝つ

# きのこと根菜のさっと煮
(乳がん克服｜女性｜71歳｜N.Tさんレシピ)

Total 42 kcal ／ 脂質 0.3g ／ 塩分 0.5g

**材料** (1人分)
- しいたけ ── 20g (2枚)
- しめじ ── 30g (¼パック)
- まいたけ ── 30g (⅓パック)
- ひじき (乾燥) ── 2g
- 麩 (乾燥) ── 5g
- にんじん ── 30g (3cm)
- たけのこ (水煮) ── 30g
- いんげん ── 1g (⅓本)
- 里芋 ── 30g (½個)
- かぶ ── 25g (¼個)
- 大根 ── 30g (1cm)
- れんこん ── 30g
- 減塩醤油 ── 3g (小さじ½)
- 昆布 ── 1g　水 ── 200cc (1カップ)

**作り方**
❶ 鍋に水と昆布を入れて火にかけ、沸騰直前に昆布を取り出し、だし汁を作る。
❷ しいたけは石づきを取って半分のそぎ切り、しめじ・まいたけは根元を切り落としてほぐす。
❸ ひじき・麩は水で戻して、水気をよく切る。
❹ にんじん・たけのこをひと口大に切り、いんげんは両端を切り落として斜めに切る。
❺ 里芋は皮をむいて半分に切り、かぶ・大根・れんこんは皮をむいて5mm厚さのいちょう切りにする。
❻ ①に減塩醤油・②・③・④・⑤を入れて火にかけ、根菜がやわらかくなるまで煮る。

**メモ**
● 保存方法／タッパーに入れる　● 保存日数／冷蔵で2日程度
● 食べ方／電子レンジで温める

## 抗がん【おかず】きのこ

**抗がんMEMO** 根菜は腸の調子を整え、しょうがは新陳代謝を活発に

# きのこと根菜のしょうが和え
(乳がん克服｜女性｜71歳｜N.Tさんレシピ)

Total 109 kcal ／ 脂質 0.6g ／ 塩分 0.5g

### 材料（1人分）
- まいたけ —— 30g（⅓パック）
- しめじ —— 30g（⅓パック）
- えのき茸 —— 30g（⅓袋）
- しいたけ —— 20g（2枚）
- にんじん —— 30g（3cm）
- ごぼう —— 30g（⅙本）
- じゃがいも —— 20g
- さつまいも —— 30g（⅕本）
- 大根 —— 30g（1cm）
- しょうが —— 5g
- もずく —— 70g（1パック）
- 減塩醤油 —— 3g（小さじ½）　酢 —— 15g（大さじ1）

### 作り方
❶ まいたけ・しめじ・えのき茸は根元を切り落とし小房に分け、しいたけは石づきをとり半分に切る。
❷ にんじん・ごぼう・じゃがいも・さつまいもは皮をむき、ひと口大に切る。
❸ 大根・しょうがは皮をむいてすりおろし、水気を切る。
❹ 鍋に①・②・材料がつかるぐらいの水を入れて火にかけ、根菜に火が通ったらザルにあけて水気を切る。
❺ ④に③・もずく・減塩醤油・酢を加えて和える。

- 保存方法／作り方④の状態でタッパーに入れる
- 食べ方／電子レンジで温め、作り方⑤で仕上げる
- 保存日数／冷蔵で1日程度
- 備考／海藻類と酢を組み合わせると、免疫力を高めるクエン酸の吸収が高まる

抗がん【おかず】 きのこ

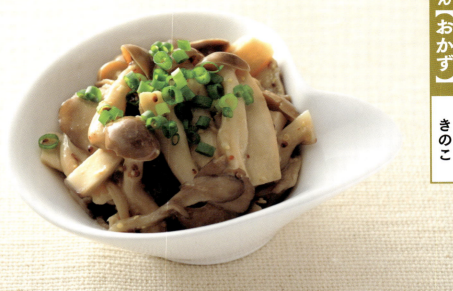

**抗がんMEMO** きのこ類と粒マスタードの組み合わせで抗酸化力を高める

# きのこの粒マスタード煮
(管理栄養士レシピ)

Total 50kcal / 脂質 1.7g / 塩分 0.3g

### 材料 (1人分)
- しめじ —— 50g (½パック)
- まいたけ —— 25g (¼パック)
- エリンギ —— 25g (½本)
- にんにく —— 1g
- 白ワイン —— 15g (大さじ1)
- 豆乳 —— 15g (大さじ1)
- 減塩醤油 —— 1g
- 粒マスタード —— 6g (小さじ1)
- 万能ねぎ —— 少々

### 作り方
① しめじ・まいたけは根元を切り落としてほぐし、エリンギは3cm長さの短冊切りにする。
② にんにくは皮をむいてすりおろす。
③ 鍋に①・白ワイン・②を入れて蓋をし、弱火で蒸し焼きにする。
④ きのこに火が通ったら、豆乳・減塩醤油・粒マスタードを加えひと煮立ちさせ火を止める。
⑤ 器に④を盛り、小口切りにした万能ねぎを散らす。

- 保存方法／タッパーに入れる
- 保存日数／冷蔵で2日 ● 食べ方／電子レンジで温める
- 備考／マスタードを最後に加えることで風味が失われません

**抗がん【おかず】 パプリカ／ピーマン**

**抗がんMEMO** ごまのセサミノールに抗がん作用

# 野菜のごまみそ炒め

（前立腺がん克服｜男性｜59歳｜O.Hさんレシピ）

| Total | 脂質 | 塩分 |
|---|---|---|
| **109** kcal | **1.8**g | **0.6**g |

**材料** (1人分)
赤パプリカ —— 40g (¼個)
ピーマン —— 40g (2個)
たまねぎ —— 50g (¼個)
なす —— 80g (1本)
エリンギ —— 50g (1本)
赤唐辛子 (輪切り) —— 少々
練りごま (白) —— 5g (小さじ1)
低塩みそ —— 6g (小さじ1)
みりん —— 6g (小さじ1)

**作り方**
❶赤パプリカ・ピーマンは種を取り乱切りにする。
❷たまねぎは皮をむいて乱切り、なす・エリンギはひと口大の乱切りにする。
❸フライパンを温め、①・②・赤唐辛子を炒める。
❹練りごま・低塩みそ・みりんを混ぜ合わせて③に入れ、炒め合わせる。
❺器に④を盛る。

**メモ**
●保存方法／タッパーに入れる ●保存日数／冷蔵で3日程度
●食べ方／電子レンジで温める
●備考／なすの発がん抑制効果は加熱しても影響はない

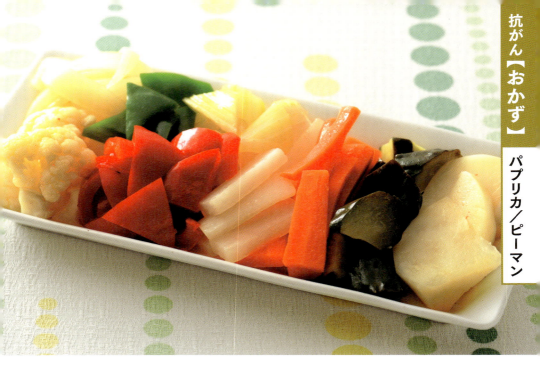

抗がん【おかず】　パプリカ／ピーマン

**抗がんMEMO** 野菜に含まれるビタミンCとファイトケミカルをたっぷり摂取

## ピクルス
(胆管がん克服｜女性｜42歳｜N.Mさんレシピ)

Total 133 kcal　脂質 3.7g　塩分 0.4g
※漬け汁を¼量摂取したとして計算

**材料**（1人分）
赤パプリカ——50g（⅓個）
ピーマン——20g（1個）
にんじん——50g（5cm）
大根——30g
かぶ——50g（½個）
たまねぎ——50g（¼個）
きゅうり——50g（½本）
セロリ——50g（½本）
カリフラワー——30g
すし酢——20g（大さじ1・⅓）
酢——60g（大さじ4）　ローリエ——1枚
オリーブ油——13g（大さじ1）　こしょう——少々

**作り方**
❶赤パプリカ・ピーマンは種を取って乱切り、にんじん・大根は皮をむいて短冊切り、かぶ・たまねぎは皮をむいてくし切り、きゅうり・セロリは乱切り、カリフラワーは小房に分ける。
❷ジッパー付きの袋に①・すし酢・酢・ローリエ・オリーブ油・こしょうを入れ、ジッパーを閉じて混ぜ合わせる。
❸②を冷蔵庫に入れ、時々上下を返しながら1日漬け込む。

メモ
● 保存方法／ジッパー付き袋に入れる　● 保存日数／冷蔵で3日
● 食べ方／そのまま食べる
● 備考／すし酢には塩分が含まれるので、使用量に注意する

抗がん【おかず】パプリカ

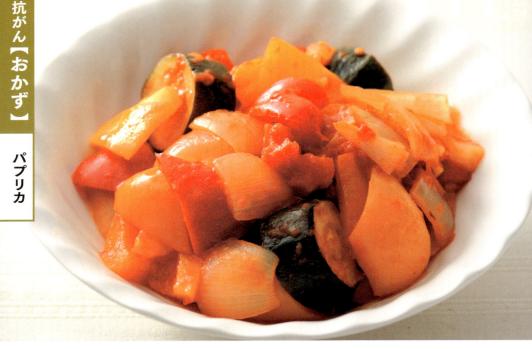

**抗がんMEMO** トマトとパプリカのダブル抗酸化作用で、体内の活性酸素を除去

## 洋風ラタトゥイユ
(卵巣がん克服｜女性｜46歳｜M.Sさんレシピ)

Total 196 kcal ／ 脂質 8.8g ／ 塩分 0.5g

**材料**（1人分）
赤パプリカ —— 75g（½個）
黄パプリカ —— 75g（½個）
オレンジパプリカ —— 75g（½個）
ズッキーニ —— 75g（½本）
たまねぎ —— 75g
にんにく —— 5g（1片）
オリーブ油 —— 8g（小さじ2）
カットトマト（缶詰）—— 45g
黒こしょう —— 少々
ローリエ —— 1枚

**作り方**
❶各色パプリカはヘタと種をとり2cmの乱切りにする。
❷ズッキーニはヘタをとって2cm幅の輪切り、たまねぎは皮をむいて2cm角に切る。
❸にんにくは皮をむいて包丁でたたき、みじん切りにする。
❹熱したフライパンに半量のオリーブ油を敷いて③を炒め、香りが出たら②を加えて中火でたまねぎがしんなりするまで炒める。
❺④に残りのオリーブ油・①を加えて炒め、カットトマト・黒こしょう・ローリエを加えて蓋をし、野菜がやわらかくなるまで煮る。

● 保存方法／タッパーに入れる
● 保存日数／冷蔵で3日程度　● 食べ方／電子レンジで温める
● 備考／オリーブ油は、オレイン酸の含有量の多いバージンオイルを選ぶ

抗がん【おかず】パプリカ

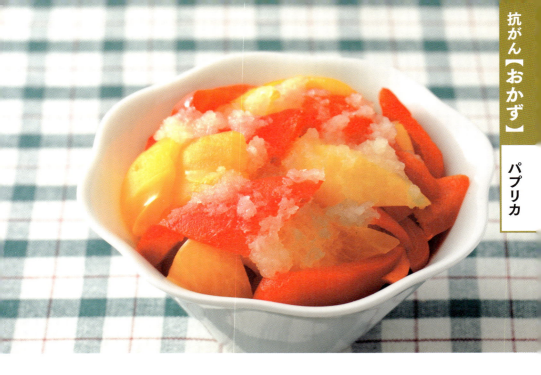

**抗がんMEMO** パプリカのビタミンCはレモンの約2倍！

## 玉ねぎとパプリカのマリネ
(卵巣がん克服｜女性｜46歳｜M.Sさんレシピ)

Total 239kcal ／ 脂質 5.2g ／ 塩分 0.2g

### 材料 (1人分)
赤パプリカ —— 300g (2個)
黄パプリカ —— 300g (2個)
たまねぎ —— 50g (1/4個)
オリーブ油 —— 4g (小さじ1)
ワインビネガー —— 5g (小さじ1)
はちみつ —— 3.5g (小さじ1/2)
減塩塩 —— 0.5g

### 作り方
❶赤・黄パプリカは半分に切って種をとり、魚焼きグリル（またはオーブントースター）で焦げ目が付くまで焼いて皮をむき、乱切りにする。
❷たまねぎは皮をむいてすりおろし、ボウルに入れ、オリーブ油・ワインビネガー・はちみつ・減塩塩を加えて混ぜる。
❸②に①を漬け込み冷蔵庫で30分以上漬け込む。

**メモ** ●保存方法／タッパーに入れる ●保存日数／冷蔵で3日程度 ●食べ方／そのまま食べる
●備考／たまねぎは細かくすることでイソチオシアネートが出てくる

抗がん【おかず】 青菜

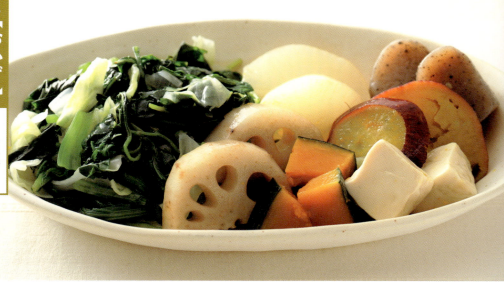

**抗がんMEMO** 根菜、緑黄色野菜、芋類など豊富な栄養をバランスよく

# 野菜のあんかけ
（乳がん克服｜女性｜71歳｜N.Tさんレシピ）

Total 198 kcal ｜ 脂質 2.0g ｜ 塩分 0.5g

**材料**（1人分）
キャベツ——60g（1枚）
たまねぎ——30g（1/6個）
春菊——40g
モロヘイヤ（葉）——30g
小松菜——50g
大根——50g（2cm）
れんこん——40g（5cm）
さつまいも——30g（1/5本）
かぼちゃ——30g
木綿豆腐——30g（1/10丁）
こんにゃく——50g（1/5丁）
減塩醤油——3g（小さじ1/2）
片栗粉——6g（小さじ2）
昆布——1g
水——200cc（1カップ）

**作り方**
❶鍋に水と昆布を入れて火にかけ、沸騰直前に昆布を取り出し、だし汁を作る。
❷キャベツは水洗いして3cm大に切り、たまねぎは皮をむいて1cm幅に切る。
❸春菊・モロヘイヤ・小松菜は水洗いをして根元を切り落とし、3cm長さに切る。
❹大根・れんこんは皮をむいて2cm厚さの半月切りにする。
❺さつまいもは1cm厚さの輪切り、かぼちゃはひと口大に切る。
❻木綿豆腐・こんにゃくは半分に切る。
❼①に④・⑤・⑥を加えて火にかけ、④に火が通ったら②・③をを加えてしんなりするまで煮る。
❽⑦に、減塩醤油・同量の水で溶いた片栗粉を入れてとろみをつける。

●メモ　●保存方法／タッパーに入れる　●保存日数／冷蔵で2日程度　●食べ方／電子レンジで温める
●備考／さつまいも・かぼちゃのビタミンCは加熱しても壊れにくい

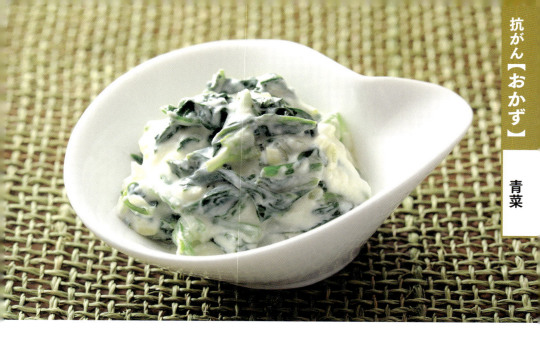

抗がん【おかず】 青菜

**抗がんMEMO** 食物繊維の多いほうれん草とヨーグルトで腸内環境を整える

# ほうれん草のヨーグルト和え
(管理栄養士レシピ)

Total 117 kcal ／ 脂質 7.3g ／ 塩分 0.3g

## 材料 (1人分)
ヨーグルト —— 100g
ほうれん草 —— 60g
たまねぎ —— 10g
にんにく —— 2g (1/3片)
オリーブ油 —— 4g (小さじ1)
塩 —— 少々

## 作り方
❶ ヨーグルトはザルやコーヒーフィルターに入れ、1日冷蔵庫で水気を切る。
❷ ほうれん草はゆでて、水気をしぼり1cm幅に切る。
❸ たまねぎ・にんにくは皮をむいてをみじん切りにする。
❹ フライパンにオリーブ油・③を入れて炒める。
❺ たまねぎがしんなりしてきたら、②を加えて炒める。
❻ ⑤の粗熱が取れたら、①・塩を加えて混ぜ合わせる。

メモ
● 保存方法／タッパーに入れる　● 保存日数／冷蔵で2日
● 食べ方／そのままでパンにつけたり、蒸したじゃがいもと和えてポテトサラダ風にアレンジ可能
● 備考／ヨーグルトの水分を除くことで、コクが増します

抗がん【おかず】 青菜

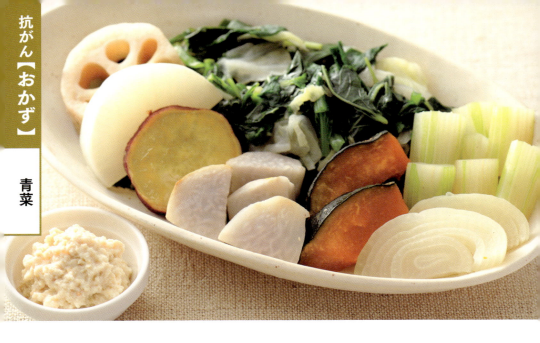

**抗がんMEMO** ドレッシングの代わりに、豆腐を使って大豆イソフラボンを摂取

# 温野菜 豆腐ディップ
(乳がん克服｜女性｜71歳｜N.Tさんレシピ)

Total 247 kcal ／ 脂質 3.7g ／ 塩分 0.7g

## 材料（1人分）
- キャベツ —— 60g（1枚）
- たまねぎ —— 30g（1/6個）
- 春菊 —— 40g（1/5束）
- セロリ —— 40g（1/3本）
- モロヘイヤ —— 30g（1/3袋）
- 小松菜 —— 50g
- 大根 —— 50g（2cm）
- れんこん —— 40g
- 里芋 —— 60g（1個）
- さつまいも —— 30g
- かぼちゃ —— 30g
- 木綿豆腐 —— 60g（1/5丁）
- 低塩みそ —— 6g（小さじ1）

## 作り方
❶ キャベツは水洗いして3cm角に切り、たまねぎは皮をむいて1cm幅に切る。
❷ 春菊・セロリ・モロヘイヤ・小松菜は水洗いをして根元を切り落とし、3cm長さに切る。
❸ 大根・れんこんは皮をむいて2cm厚さの半月切りにする。里芋は皮をむいて4等分、さつまいもは1cm厚さの輪切り、かぼちゃはひと口大に切る。
❹ 木綿豆腐は水切りをしてフォークで崩し、低塩みそと合わせる。
❺ ①・②は500wの電子レンジでしんなりするまで加熱する。
❻ ③は500wの電子レンジでやわらかくなるまで十分に加熱する。
❼ ⑤・⑥を器に盛り付け、④を添える。

メモ
- 保存方法／野菜と豆腐ディップは別々のタッパーに入れる
- 保存日数／冷蔵で2日程度
- 食べ方／そのまま食べる、もしくは野菜は熱湯にさっとくぐらせて温めても良い
- 備考／豆腐は、絹よりもたんぱく質の多い「木綿」を選ぶ

抗がん【おかず】

キャベツ

**抗がんMEMO** 酢の殺菌作用で腸に細菌が侵入するのをブロック。野菜の食物繊維が発がん物質を排出し、腸内の善玉菌を増やす

# よくばりピクルス
（管理栄養士レシピ）

| Total | 脂質 | 塩分 |
|---|---|---|
| **120 kcal** | **0.6g** | **0.1g** |

## 材料（1人分）
キャベツ —— 120g（2枚）
黄パプリカ —— 80g（½個）
かぶ —— 100g（1個）
にんじん —— 30g（3cm）
きゅうり —— 30g（⅓本）
三温糖 —— 6g（小さじ2）
酢 —— 45g（大さじ3）
水 —— 30g（大さじ2）
昆布 —— 1g
赤唐辛子（輪切り）—— 少々

## 作り方
❶キャベツは3cm角に切り、黄パプリカは1cm幅に切る。
❷かぶは皮をむき、6等分のくし形に切る。
❸にんじん・きゅうりは3cm長さのスティック状に切る。
❹①・②・③をゆでてザルにあげ、タッパーに入れる。
❺鍋に三温糖・酢・水・昆布・赤唐辛子を入れて沸騰させ、④にかける。
❻粗熱がとれたらタッパーの蓋を閉め、冷蔵庫に入れる。

**メモ** ●保存方法／タッパーに入れる　●保存日数／冷蔵で5日程度
●食べ方／そのまま食べる　●備考／効用の高い米酢（醸造酢）を選ぶ

抗がん【おかず】 大豆製品

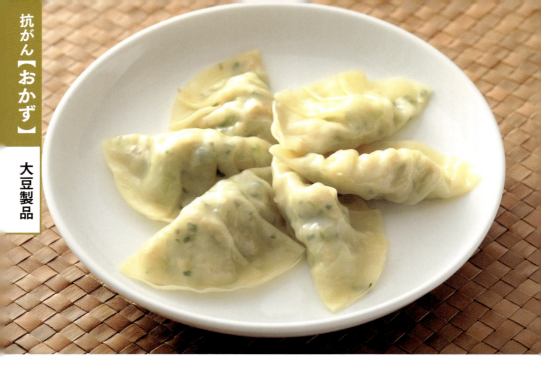

**抗がんMEMO** 大豆たんぱくの代用肉を使って、にんにくのアリシンも摂取

## 大豆グルテンベジタブル餃子
（大腸がん克服｜男性｜62歳｜B.Eさんレシピ）

Total **248** kcal ／ 脂質 **7.5g** ／ 塩分 **0.6g**

**材料**（1人分）
キャベツ —— 120g（2枚）
ニラ —— 20g
長ねぎ —— 30g（⅓本）
しいたけ —— 20g（2枚）
にんにく —— 2.5g（½片）
しょうが —— 2.5g（½片）
グルテンバーガー —— 70g
餃子の皮 —— 35g（6枚）

**作り方**
❶キャベツ・ニラ・長ねぎはみじん切りにする。
❷しいたけは石づきを取り、みじん切りにする。
❸にんにく・しょうがは皮をむいてみじん切りにする。
❹ボウルにグルテンバーガー・①・②・③を加えて、粘りが出るまでよく混ぜ、餃子の皮で包む。
❺蒸気のあがった蒸し器に入れて蒸す。

メモ
- 保存方法／作り方④の状態でタッパーに入れる
- 保存日数／冷凍で5日程度　●食べ方／作り方⑤から作る
- 備考／キャベツの外側の緑の濃い葉や芯も栄養価が高いので使う

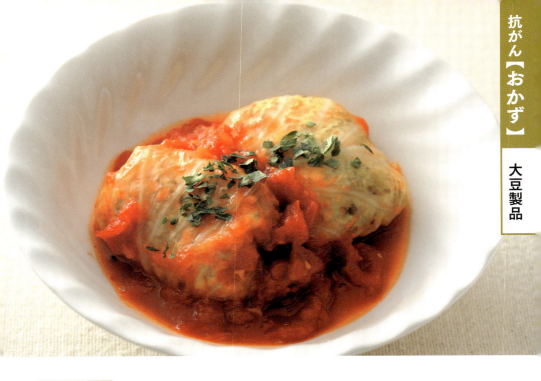

抗がん【おかず】 / 大豆製品

> **抗がんMEMO** キャベツのビタミンUが胃腸に効果を発揮。

## 大豆グルテンキャベツロール
（大腸がん克服｜男性｜62歳｜B.Eさんレシピ）

Total 221 kcal ／ 脂質 7.5g ／ 塩分 2.4g

**材料**（1人分）
- キャベツ —— 120g（2枚）
- しいたけ —— 20g（2枚）
- にんじん —— 30g（3cm）
- 春雨 —— 10g
- グルテンバーガー —— 70g
- こしょう —— 少々
- ホールトマト（缶詰）—— 100g
- 固形コンソメ —— 2.5g（½個）
- 水 —— 100cc（½カップ）
- パセリ（乾燥）—— 少々

**作り方**
1. キャベツは熱湯でさっとくぐらせ、やわらかくする。
2. しいたけは石づきを取ってみじん切り、にんじんは皮をむいてみじん切り、春雨は熱湯に入れて透き通ったらザルにあげてみじん切りにする。
3. ボウルに②・グルテンバーガー・こしょうを加えてよく混ぜ、2つに分けて丸め①で包む。
4. 鍋にホールトマト・固形コンソメ・水を加えて火にかけ、③を入れて煮込む。
5. 器に④を盛り、パセリを散らす。

 メモ
- 保存方法／タッパーに入れる
- 保存日数／冷凍で5日程度　　食べ方／電子レンジで温める
- 備考／トマト缶は、完熟したトマトを使っているのでリコピン量が多くおすすめ

抗がん【おかず】 大豆製品

**抗がんMEMO** 動物性たんぱく質と脂肪を抑え、発がん因子から身体を守る

## 豆腐とささみのハンバーグ
(悪性リンパ腫克服｜男性｜65歳｜Y.Mさんレシピ)

Total 434 kcal ／ 脂質 26.6g ／ 塩分 1.2g

### 材料（1人分）
- 木綿豆腐——75g（¼丁）
- たまねぎ——100g（½個）
- 鶏ささみひき肉——90g
- 卵——30g（½個）
- 生パン粉——3g（大さじ1）
- こしょう——少々
- オリーブ油——13g（大さじ1）
- 大根——150g（5cm厚さ）
- 青しそ——2g（2枚）
- ポン酢——15g（大さじ1）

### 作り方
❶ 木綿豆腐は水切りし、たまねぎはみじん切りにする。
❷ ボウルに①・鶏ささみひき肉・卵・生パン粉・こしょうを混ぜ合わせ、小判型にする。
❸ フライパンにオリーブ油を熱し、②を焼く。
❹ 大根は皮をむいてすりおろし、青しそはせん切りにする。
❺ 器に③を盛り、④をのせ、ポン酢をかける。

- 保存方法／作り方③の状態でタッパーに入れる
- 保存日数／冷凍で7日程度　●食べ方／電子レンジで温め、作り方④から仕上げる
- 備考／鶏肉は脂肪やコレステロールの少ないささみを選ぶ

抗がん【おかず】 大豆製品

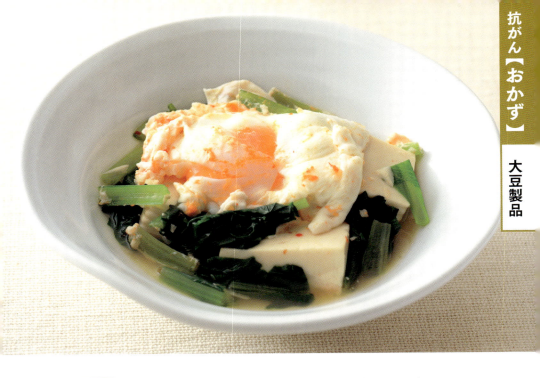

**抗がんMEMO** 毎日摂りたい豆腐は、飽きないためにピリ辛味で調味

## 豆腐のピリ辛煮
(すい臓がん克服｜男性｜74歳｜H.Iさんレシピ)

Total 171 kcal ／ 脂質 10.2g ／ 塩分 0.3g

**材料**（1人分）
絹豆腐——150g（½丁）
小松菜——30g
にんにく——5g（1片）
卵——50g（1個）
トウバンジャン——少量
唐辛子——少々
水——100cc（½カップ）

**作り方**
❶絹豆腐は4等分に切る。
❷小松菜は3cm長さに切る。
❸にんにくはみじん切りにする。
❹鍋に③・トウバンジャン・唐辛子・水を入れて煮立て、①・②を入れて煮る。
❺鍋の真ん中に卵を割り入れる。
❻器に⑤を盛る。

● 保存方法／作り方④の状態でタッパーに入れる
● 保存日数／冷蔵で1日程度　● 食べ方／鍋に移して温め、作り方⑤から仕上げる
● 備考／トウバンジャンには塩分が含まれるので、使う量は少量にする

抗がん【おかず】大豆製品

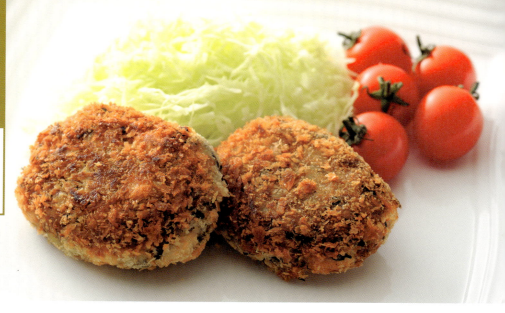

**抗がんMEMO** ひじきに含まれるフコキサンチンに抗がん作用が

# 大豆とひじきのコロッケ
(管理栄養士レシピ)

Total 302 kcal / 脂質 13.9g / 塩分 0.4g

**材料** (1人分)
- 大豆（水煮）——20g
- ひじき（乾燥）——2g
- れんこん——35g
- たまねぎ——20g（1/10個）
- じゃがいも——70g
- オリーブ油——適量
- 小麦粉——適量
- 卵——15g（1/4個）
- パン粉——適量
- キャベツ——120g（2枚）
- ミニトマト——50g（5個）

**作り方**
❶ ひじきは水で戻し、水気を切る。
❷ れんこん・たまねぎは皮をむいて粗いみじん切りにする。
❸ じゃがいもはゆでて皮をむき、つぶす。
❹ フライパンにオリーブ油を敷き、②を炒める。
❺ ボウルに大豆・①・③・④を入れてよく混ぜ、小判型にする。
❻ ⑤に小麦粉・卵・パン粉を順番にまぶす。
❼ 熱したオリーブ油で⑥をきつね色になるまで揚げる。
❽ 器に⑦を盛り、せん切りキャベツとミニトマトを添える。

- 保存方法／作り方⑥の状態でタッパーに入れる　●保存日数／冷凍で7日程
- 食べ方／冷凍のまま油で揚げる　●備考／大豆を加えることで良質のたんぱく質と大豆イソフラボン（抗がん作用）がとれる

抗がん【おかず】 根菜

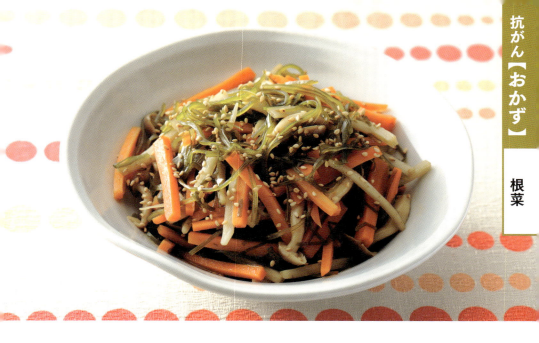

| 抗がんMEMO | 切り昆布のフコキサンチン、にんじんのカロテンで抗がん効果 |

# 切り昆布の炒め煮
(管理栄養士レシピ)

Total 166 kcal　脂質 5.7g　塩分 2.1g
※昆布由来の塩分が1.2g

**材料**（1人分）
切り昆布（生） —— 100g
ごぼう —— 70g
にんじん —— 90g（9cm）
しめじ —— 50g（½パック）
ごま油 —— 4g（小さじ1）
だし汁 —— 200cc（1カップ）
減塩醤油 —— 6g（小さじ1）
炒りごま（白） —— 2g
ごま油（仕上げ用） —— 少々

**作り方**
❶切り昆布は食べやすい長さに切る。
❷ごぼうとにんじんは皮をむいて太めのせん切りにし、しめじは根元を切り落としてほぐす。
❸鍋にごま油を熱し、①・②を入れて炒める。
❹③にだし汁と減塩醤油を入れ、水分が無くなるまで煮る。
❺火を止めて炒りごまとごま油を加えてひと混ぜする。

◉保存方法／タッパーに入れる
◉保存日数／冷蔵で2〜3日程度　◉食べ方／電子レンジで温める

抗がん【おかず】

根菜

抗がんMEMO　じゃがいものでんぷん質に守られたビタミンCは加熱しても壊れにくい

# お麩肉じゃが
（大腸がん克服｜男性｜50歳｜S.Tさんレシピ）

Total **319** kcal ／ 脂質 0.9g ／ 塩分 1.0g

### 材料（1人分）
- じゃがいも —— 200g（2個）
- 車麩（乾燥）—— 20g
- たまねぎ —— 50g（¼個）
- きぬさや —— 6g（3枚）
- しらたき —— 50g（¼袋）
- みりん —— 12g（小さじ2）
- 減塩醤油 —— 6g（小さじ1）
- はちみつ —— 14g（小さじ2）
- だし汁 —— 300cc（1・½カップ）

### 作り方
❶じゃがいもは皮をむいて大きめの乱切りにする。
❷車麩は水で戻し、しぼって水切りする。
❸たまねぎは皮をむいてくし切りにする。
❹きぬさやは筋を取ってゆで、斜め半分に切る。
❺鍋に①・②・③・しらたき・だし汁・みりんを入れ、やわらかくなるまで煮たら、減塩醤油・はちみつで調味する。
❻器に⑤を盛り、④を飾る。

- 保存方法／タッパーに入れる　●保存日数／冷蔵で3日程度
- 食べ方／電子レンジで温める
- 備考／カリウムは水に流れやすいため、煮汁を車麩にしみ込ませて食べる

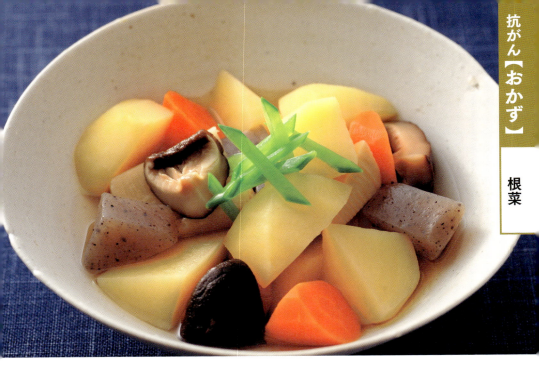

抗がん【おかず】 根菜

**抗がんMEMO** 身体を温めて免疫力を上げる、根菜をたっぷり入れて

# 筑前煮
(卵巣がん克服｜女性｜64歳｜U.Yさんレシピ)

Total 80 kcal ／ 脂質 0.2g ／ 塩分 0.6g

### 材料（1人分）
- じゃがいも —— 50g（½個）
- にんじん —— 20g（2cm）
- たけのこ（水煮）—— 20g
- こんにゃく —— 20g
- 干ししいたけ —— 2g（1枚）
- 水 —— 200cc（1カップ）
- きぬさや —— 10g（5枚）
- 三温糖 —— 3g（小さじ1）
- 酒 —— 5g（小さじ1）
- 減塩醤油 —— 6g（小さじ1）

### 作り方
❶じゃがいも・にんじんは皮をむいて乱切りにし、たけのこも乱切りにする。
❷こんにゃくは乱切りにし、熱湯でさっとゆでる。
❸干ししいたけは水（100cc）で戻して石づきをとり4等分にし、戻し汁は残しておく。
❹きぬさやは筋をとり、さっとゆでて細切りにする。
❺鍋に①・②・③・しいたけの戻し汁を加え、落し蓋をして10分煮る。
❻⑤に三温糖・酒・減塩醤油を加え、にんじんがやわらかくなるまで煮たら、④を散らす。

**メモ**
◎保存方法／タッパーに入れる
◎保存日数／冷蔵で3日程度
◎食べ方／電子レンジで温める

抗がん【おかず】 根菜

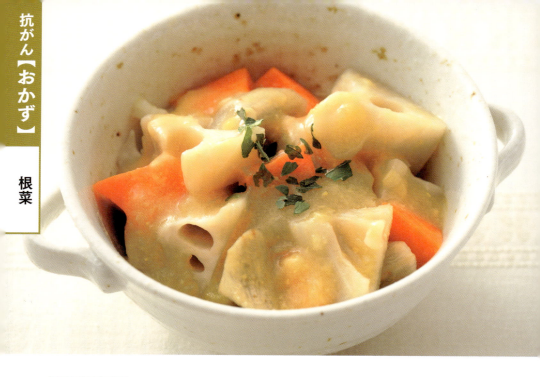

**抗がんMEMO** 野菜を蒸せば、水溶性のビタミンの損失が防げる

# 根菜のコーンクリーム煮
(管理栄養士レシピ)

Total 112 kcal ／ 脂質 0.4g ／ 塩分 0.9g

**材料**(1人分)
れんこん——75g
にんじん——30g (3cm)
ごぼう——30g (⅙本)
クリームコーン (缶詰)——50g
固形コンソメ——1g (⅕個)
水——50cc (¼カップ)
こしょう——適量
パセリ (乾燥)——少々

**作り方**
❶れんこん・にんじん・ごぼうは皮をむいてひと口大の乱切りにする。
❷①を蒸し器で蒸す。
❸鍋に②・クリームコーン・固形コンソメ・水を加えて火にかけ、少し水分を飛ばし、コーンが野菜に絡まったらこしょうで味を調える。
❹器に③を盛り、パセリを散らす。

**メモ**
●保存方法／タッパーやジッパー付きの袋 (冷凍用がおすすめ) に入れる
●保存日数／冷凍で7日程度 ●食べ方／自然解凍後、鍋に移して温める。作り方②の状態で冷凍保存し、作り方③から仕上げても良い ●備考／コーンの甘味で塩がなくても根菜をタップリ食べられる

抗がん【おかず】 根菜

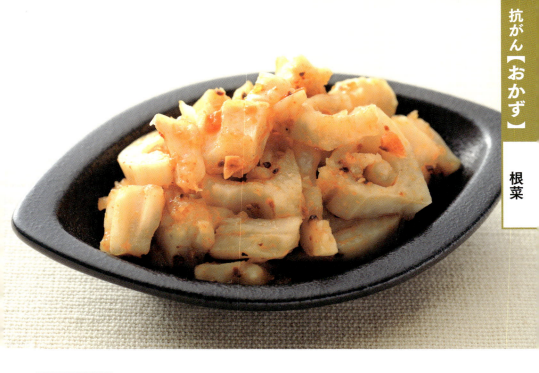

**抗がんMEMO** ビタミンCが豊富なれんこんと、抗酸化物質を含むごま油との組み合わせ

## たたきれんこんのきんぴら
(卵巣がん克服｜女性｜46歳｜M.Sさんレシピ)

Total 184 kcal ｜ 脂質 9.1g ｜ 塩分 0.7g

**材料**（1人分）
- れんこん —— 150g
- ごま油 —— 4g（小さじ1）
- 減塩醤油 —— 6g（小さじ1）
- 酒 —— 5g（小さじ1）
- きび砂糖 —— 3g（小さじ1）
- 具入りラー油 —— 5g（小さじ1）

**作り方**
❶れんこんは皮をむいてビニール袋に入れ、すりこぎで上からたたいてつぶす。
❷フライパンにごま油を熱し、①を強火で透き通るまで炒める。
❸②に減塩醤油・酒・きび砂糖を加えて絡め、具入りラー油をかける。

**メモ**
- 保存方法／タッパーに入れる
- 保存日数／冷蔵で3日程度
- 食べ方／電子レンジで温める
- 備考／ごま油は加熱しても酸化しにくいので炒め物向き

抗がん【おかず】根菜

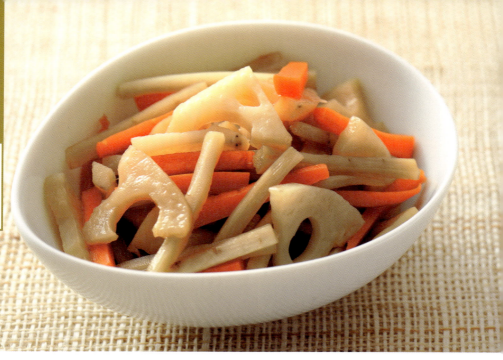

**抗がんMEMO** 食物繊維が発がん物質や余分な塩分の排出を促進

# きんぴらごぼう
(肝臓がん克服｜男性｜55歳｜K.Sさんレシピ)

Total 99 kcal　脂質 0.1g　塩分 0.7g

**材料** (1人分)
泥つきごぼう —— 45g (¼本)
にんじん —— 30g (3cm)
れんこん —— 80g
みりん —— 6g (小さじ1)
減塩醤油 —— 6g (小さじ1)

**作り方**
❶ごぼうは皮をむいて細切り、にんじんは皮をむかずに細切り、れんこんは皮をむいていちょう切りにする。
❷フライパンに①を入れて炒め、火が通ったらみりん・減塩醤油で調味する。

- 保存方法／タッパーに入れる　●保存日数／冷蔵で3日程度
- 食べ方／電子レンジで温める
- 備考／にんじんの皮にβ-カロテンが多く含まれているので皮をむかずに使う

抗がん【おかず】

根菜

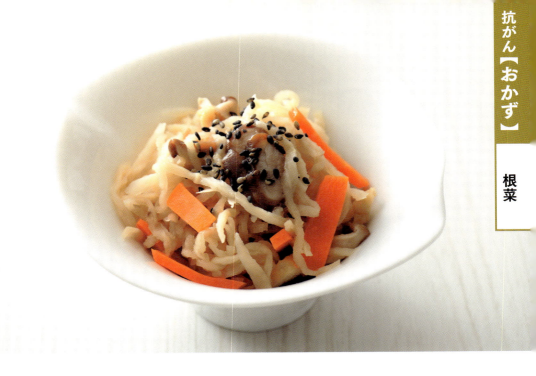

**抗がんMEMO** 太陽を浴びて、カルシウムや鉄分がアップした切干大根は栄養価満点

# 切干大根の煮物
(悪性リンパ腫克服｜男性｜65歳｜Y.Mさんレシピ)

Total 94 kcal ／ 脂質 5.1g ／ 塩分 0.7g

**材料**（1人分）
切干大根（乾燥）——10g
油揚げ——10g（½枚）
しいたけ——20g（2枚）
にんじん——10g（1cm）
だしの素（市販品）——1.5g（小さじ½）
ごま（黒）——3g（小さじ1）

**作り方**
❶切干大根は湯につけて戻し、油揚げは湯をかけて油抜きし細切りにする。
❷しいたけ・にんじんは細切りにする。
❸鍋に切干大根の戻し汁・①・②・具材がかぶる程度の水を加えて煮る。
❹③にだしの素・ごまを入れて調味する。

**メモ**
● 保存方法／タッパーに入れる
● 保存日数／冷蔵で3日程度　● 食べ方／電子レンジで温める
● 備考／ごまは抗酸化作用のあるアントシアニンを含む「黒ごま」を選ぶ

抗がん【おかず】根菜

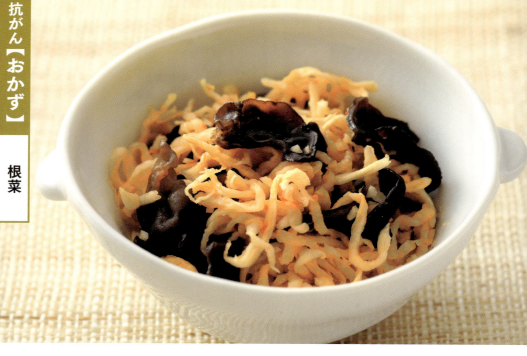

**抗がんMEMO** 殺菌作用のある唐辛子とイオウ化合物を多く含むにんにくで抗がん力を高める

## 乾物ペペロンチーノ
(管理栄養士レシピ)

Total 88 kcal　脂質 4.2g　塩分 0.5g

**材料**（1人分）
切干大根（乾燥）——15g
きくらげ（乾燥）——1g
ごま油——4g（小さじ1）
にんにく——5g（1片）
トウバンジャン——1g（小さじ1/5）
塩——少々
酢——5g（小さじ1）

**作り方**
❶切干大根・きくらげは水戻しし、長い場合は食べやすい長さに切る。
❷フライパンにごま油を敷き、みじん切りしたにんにく・トウバンジャンを入れ香りがするまで炒める。
❸②に①を加えて炒め、塩・酢を加えたら火を止める。

- 保存方法／タッパーに入れる
- 保存日数／冷蔵で4日　食べ方／電子レンジで温める
- 備考／にんにくが焦げないように、火加減に注意する

抗がん【おかず】 根菜

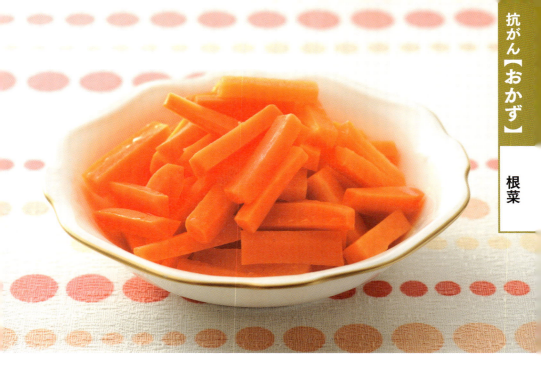

| 抗がんMEMO | β-カロテンが身体の抵抗力をアップ |

## にんじんのマリネ
(悪性リンパ腫克服｜男性｜65歳｜Y.Mさんレシピ)

Total 95 kcal ／ 脂質 4.2g ／ 塩分 0.1g

**材料**（1人分）
にんじん —— 150g
酢 —— 7.5g（大さじ½）
レモン汁 —— 7.5g（大さじ½）
オリーブ油 —— 4g（小さじ1）

**作り方**
❶にんじんは皮をむいて細切りにし、耐熱容器に入れてレンジで加熱する。
❷①が熱いうちに、酢・レモン汁・オリーブ油をかけて和える。

**メモ**
●保存方法／タッパーに入れる　●保存日数／冷蔵で3日程度
●食べ方／そのまま食べる　●備考／強い抗酸化作用のあるにんじんのβ-カロテンと、レモンのビタミンC、オリーブ油のポリフェノールの組み合わせ。オリーブ油はオリーブの有効成分が生かされているエキストラ・バージンを選ぶ。

抗がん【おかず】 ねぎ

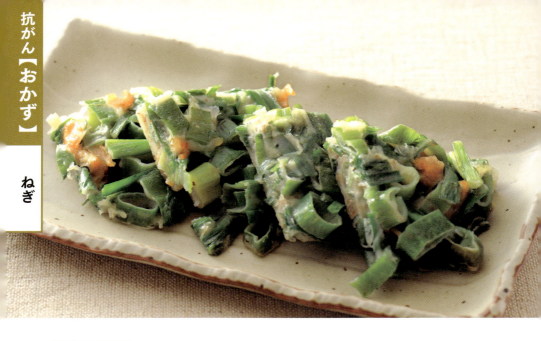

**抗がんMEMO** ビタミンB群・C・Eなどが豊富なニラをたっぷり摂取

# ねぎとにらのチヂミ
(悪性リンパ腫克服｜男性｜65歳｜Y.Mさんレシピ)

Total 364 kcal ／ 脂質 14.6g ／ 塩分 1.0g

**材料**（1人分）
- 長ねぎ（青い部分）——50g
- ニラ——30g
- 干しエビ——10g
- 小麦粉——50g（½カップ）
- かつお節——2.5g（½パック）
- 低塩みそ——6g（小さじ1）
- 減塩醤油——少々
- 水——75g（大さじ5）
- オリーブ油——13g（大さじ1）

**作り方**
1. 長ねぎを小口切りにする。
2. ニラを2cm長さに切る。
3. ボウルに①・②・干しエビ・小麦粉・かつお節・低塩みそ・減塩醤油・水を入れ、混ぜ合わせる。
4. フライパンにオリーブ油を熱し、③を入れて焼く。
5. ④を食べやすい大きさに切り、器に盛る。

**メモ**
- 保存方法／冷めてから、タッパーやジッパー付きの袋（冷凍用がおすすめ）に入れる
- 保存日数／冷凍で7日程度
- 食べ方／冷蔵庫で自然解凍し、アルミホイルに包んでオーブントースターで焼く
- 備考／ニラは空気に触れると抗がん成分も失われてしまうので、切ったらすぐに使う

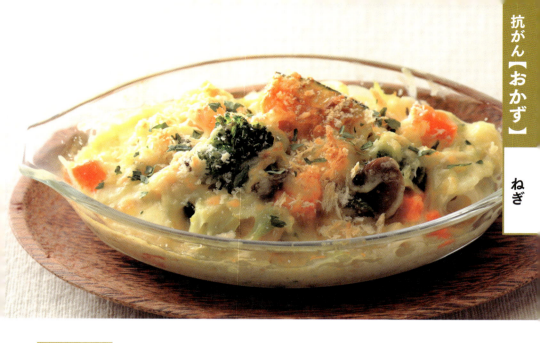

| 抗がん【おかず】 | ねぎ |

**抗がんMEMO** バターや牛乳を使わず、がん予防に効果的な豆乳を使って作る

# 長ねぎたっぷり豆乳グラタン
(管理栄養士レシピ)

Total 292 kcal　脂質 12.2g　塩分 1.5g

**材料**(1人分)
- 長ねぎ——100g(1本)
- エリンギ——25g(½本)
- かぼちゃ——30g
- にんじん——20g(2cm)
- ブロッコリー——20g
- オリーブ油——4g(小さじ1)
- シーフードミックス(冷凍)——50g
- 小麦粉——6g(小さじ2)
- 豆乳(無調整)——100cc(½カップ)
- 固形コンソメ——1g(⅕個)
- こしょう——少々
- パン粉——少々
- ピザ用チーズ——20g
- パセリ(乾燥)——少々

**作り方**
❶長ねぎは斜め薄切りにする。
❷エリンギはひと口大に切る。
❸かぼちゃ・にんじん・ブロッコリーはひと口大に切り、下ゆでして水気を切る。
❹フライパンを中火で熱しオリーブ油を入れ、①を炒め、しんなりしたら②・シーフードミックスを加えて炒める。
❺④に小麦粉を加え焦がさないように炒め、豆乳と固形コンソメを加えて豆乳が固まらないようにかき混ぜながら、とろりとするまで煮詰める。
❻⑤に③を加え、こしょうで味を調える。
❼耐熱容器に⑥を入れ、ピザ用チーズとパン粉をかけてオーブントースターでチーズがとろけるまで加熱し、刻みパセリを散らす。

メモ　●保存方法/作り方⑥の状態で、タッパーまたはジッパー付きの袋(冷凍用がおすすめ)に入れる　●保存日数/冷凍で7日程度
●食べ方/自然解凍してから作り方⑦で仕上げる

抗がん【おかず】にんにく

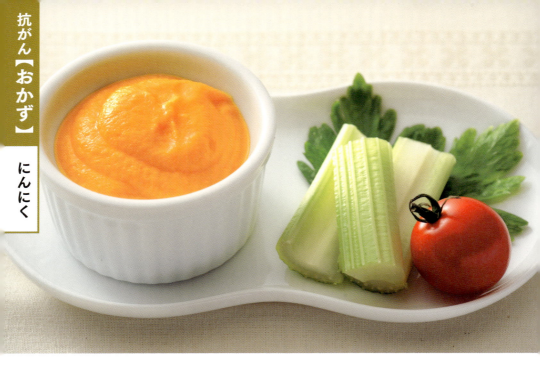

**抗がんMEMO** 緑黄色野菜のにんじん＋ニンニクで抗がん作用アップ

## にんにくディップ
(管理栄養士レシピ)

Total 56 kcal　脂質 1.1g　塩分 0.3g

※栄養価はにんにくのディップのみ

**材料**（1人分）
にんにく —— 15g（3片）
にんじん —— 50g（5cm）
水 —— 30g（大さじ2）
ヨーグルト —— 30g（大さじ2）
レモン汁 —— 5g（小さじ1）
塩 —— 少々
お好みの野菜 —— 適量

**作り方**
❶にんにくは皮をむき、にんじんは5mm厚さのいちょう切りにする。
❷鍋に①・水を入れ、沸騰してきたら弱火にして蓋をして7分蒸し煮にする。
❸ミキサーに②・ヨーグルト・レモン汁・塩を加え混ぜ合わせる。
❹好みの野菜に付けて食べる。

- 保存方法／冷めてから、タッパーに入れる
- 保存日数／冷蔵で2日　●食べ方／そのまま食べる
- 備考／レモン汁で好みの酸味に調節してください

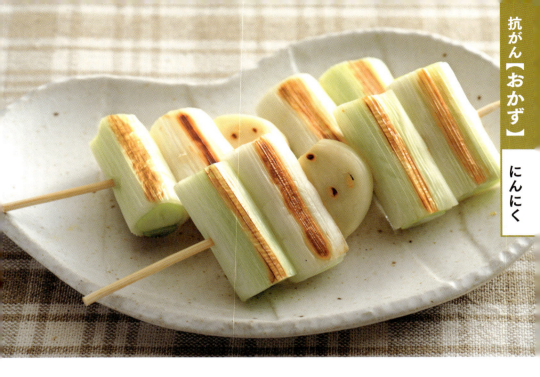

抗がん【おかず】にんにく

**抗がんMEMO** デザイナーフーズ・ピラミッド頂点のにんにくとねぎを毎晩摂取

## にんにくと長ねぎの串焼き
(すい臓がん克服｜男性｜74歳｜H.Iさんレシピ)

Total 41 kcal ／ 脂質 0.2g ／ 塩分 0.0g

**材料**（1人分）
にんにく──10g（2片）
長ねぎ（白い部分）──100g（1本）

**作り方**
❶にんにくは皮をむき、長ねぎは3cm長さに8等分する。
❷2本の串に、①を分けて刺す。
❸フライパンを温め、②を焼く。
❹器に③を盛る。

◉保存方法／タッパーに入れる　◉保存日数／冷蔵で2日程度
◉食べ方／アルミホイルに包み、オーブントースターで焼く
◉備考／にんにくの有効成分は複数含まれるので、加熱しても全てなくなることはない

抗がん【おかず】｜鶏肉

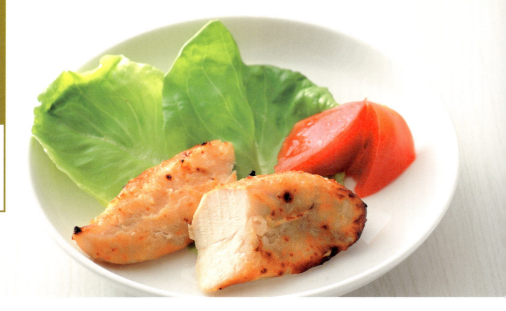

抗がんMEMO　麹には腸内環境を整える作用が。塩分過多にならないよう、落として食べる

# 鶏ササミの塩麹漬け
(悪性リンパ腫克服｜男性｜74歳｜S.Tさんレシピ)

Total 93 kcal ／ 脂質 0.6g ／ 塩分 0.6g

**材料**（1人分）
鶏ささみ——80g
塩麹——5g（小さじ1）
トマト——適量
サラダ菜——適量

**作り方**
❶鶏ささみは筋を取り、全体に塩麹を塗る。
❷フライパンを温めて①を焼く。
❸器に②を盛り、トマト、サラダ菜を飾る。

- 保存方法／未加熱の状態でジッパー付きの袋（冷凍用がおすすめ）に入れる
- 保存日数／冷蔵で1～2日、冷凍で7日程度
- 食べ方／冷蔵の場合は、そのままフライパンで焼き、冷凍の場合は、自然解凍後フライパンで焼く　●備考／塩麹は塩分も高いので、付けすぎないようにする

抗がん【おかず】

鶏肉

**抗がんMEMO** ヘルシーなむね肉を使い、動物性脂肪の摂取を極力控えて

# 鶏団子の酢豚風

（食道がん克服｜男性｜68歳｜K.Mさんレシピ）

| Total | 脂質 | 塩分 |
|---|---|---|
| **338 kcal** | **20.8g** | **1.0g** |

## 材料（1人分）

鶏むねひき肉—50g
たけのこ（水煮）—50g
れんこん—8g　長ねぎ—30g
にんにく—2.5g（½片）
ピーマン—10g（½個）
赤・黄パプリカ—各75g（½個）
サラダ菜—15g（5枚）　香菜—少々
片栗粉—1.5g（小さじ½）
ごま油—13g（大さじ1）
唐辛子—⅓本　揚げ油—適量

### ●甘酢あん

酢—7.5g（大さじ½）
黒酢—5g（小さじ1）
砂糖—4.5g（大さじ½）　減塩醤油—9g（大さじ½）
水—50cc　片栗粉—1.5g（小さじ½）

## 作り方

❶長ねぎは白髪ねぎにし、水でさらす。
❷たけのこはみじん切り、れんこん・にんにくは皮をむいてみじん切りにする。
❸ピーマン・赤パプリカ・黄パプリカはひと口大に切り、揚げ油を温めて素揚げする。
❹ボウルに②・鶏むねひき肉・片栗粉を入れて混ぜ合わせて、ひと口大に丸め、オーブントースターで焼く。
❺甘酢あんの調味料を混ぜ合わせる。
❻フライパンにごま油を熱して、唐辛子・③・④を入れて炒める。
❼⑥に⑤を入れて炒めてとろみをつける。
❽サラダ菜に⑦・①・香菜を巻く。

**◑メモ**　●保存方法／②～⑦の酢豚風をつくり、タッパーに入れる　●保存日数／冷蔵で3日程度
●食べ方／肉団子・パプリカは電子レンジで温め、香菜・サラダ菜・白髪ねぎと共に食べる
●備考／ねぎのイソチオシアネートは刻むと出てくる。食べる直前に白髪ねぎを作ると良い

抗がん【おかず】鮭

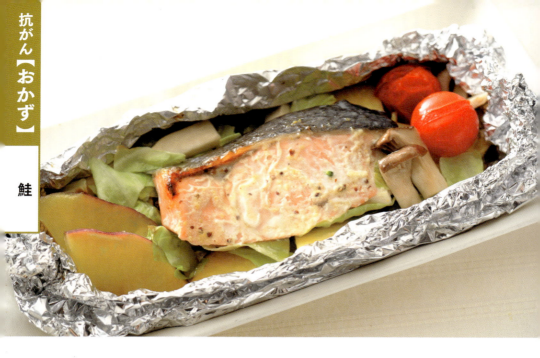

**抗がんMEMO** 鮭のアスタキサンチンと、きのこのβ-グルカンで抗がん効果アップ

## 鮭のマヨマスタードホイル焼き
(管理栄養士レシピ)

Total 285 kcal ／ 脂質 12.4g ／ 塩分 0.7g

**材料** (1人分)
- 生鮭 —— 80g (1切れ)
- さつまいも —— 50g
- キャベツ —— 30g (½枚)
- エリンギ —— 50g (1本)
- ミニトマト —— 20g (2個)
- マヨネーズ —— 7g (大さじ½)
- 粒マスタード —— 9g (大さじ½)
- オリーブ油 —— 少々

**作り方**
❶ さつまいもは5mm厚さに切り、キャベツは2cm角、エリンギは食べやすい大きさに切る。
❷ マヨネーズ・粒マスタードを混ぜ合わせる。
❸ アルミホイルを大きめに切り、オリーブ油を塗り、①・ミニトマトを並べ、生鮭をのせて②を塗り、ふんわり包む。
❹ オーブントースターで15〜20分程度、鮭に火が通るまで焼く。

**メモ**
- 保存方法／冷めてからタッパーやジッパー付きの袋に入れる
- 保存日数／冷蔵で2日程度
- 食べ方／アルミホイルに包み、オーブントースターで温める
- 備考／ホイル焼きにした際に出た野菜の水分も残さず食べる

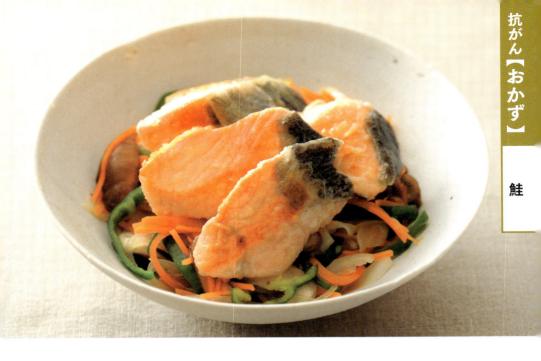

抗がん【おかず】

鮭

**抗がんMEMO** 南蛮漬けの野菜にきのこを加え、食物繊維をアップ

# 鮭の南蛮漬け
(管理栄養士レシピ)

Total 235 kcal / 脂質 7.5g / 塩分 1.7g

※漬け汁を全て飲んだ場合

**材料**（1人分）
- 生鮭 ── 80g
- 小麦粉 ── 適量
- たまねぎ ── 50g (¼個)
- にんじん ── 30g (3cm)
- ピーマン ── 20g (1個)
- しいたけ ── 20g (2枚)
- オリーブ油 ── 4g (小さじ1)
- 白だし ── 15g (大さじ1)
- 酢 ── 30g (大さじ2)
- 砂糖 ── 9g (大さじ1)
- 水 ── 30g (大さじ2)

**作り方**
❶ 鮭はひと口大に切り、小麦粉をまぶす。
❷ たまねぎ・にんじんは皮をむき、ピーマンは種を取ってそれぞれせん切りにし、しいたけはスライスする。
❸ フライパンを温め、②をさっと炒めてタッパーに入れる。
❹ ③のフライパンにオリーブ油を敷いて①を焼き、③の上にのせる。
❺ 鍋に白だし・酢・砂糖・水を入れてひと煮立ちさせ、④にかけて漬け込む。

- 保存方法／タッパーに入れる
- 保存日数／冷蔵で3日程度
- 食べ方／電子レンジで温める

抗がん【おかず】鮭

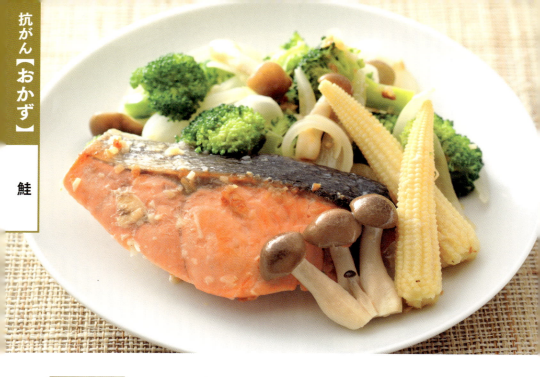

**抗がんMEMO** きのこのβ-グルカンと、麹の葉酸でがん予防

# 鮭と野菜の塩麹グリル
(管理栄養士レシピ)

Total 198 kcal　脂質 7.8g　塩分 0.8g

**材料** (1人分)
生鮭──80g (1切れ)
塩麹──5g (小さじ1)
にんにく──5g (1片)
ブロッコリー──50g (⅕株)
しめじ──30g
たまねぎ──50g (¼個)
ヤングコーン──10g (2本)
オリーブ油──4g (小さじ1)
黒こしょう──少々

**作り方**
❶生鮭は塩麹を塗り、30分程度おく。
❷にんにくは皮をむいてみじん切りにする。
❸ブロッコリーは小房に分け、しめじは根元を切り落としてほぐし、たまねぎは皮をむいてくし切りにする。
❹③・ヤングコーンをさっとゆでる。
❺フライパンにオリーブ油を敷いて②を炒め、①を焼き、④を加えて炒め、黒こしょうで味を調える。

●保存方法／鮭と野菜を別々のタッパーにいれる
●保存日数／冷蔵で2日程度
●食べ方／それぞれアルミホイルに包み、オーブントースターで温める

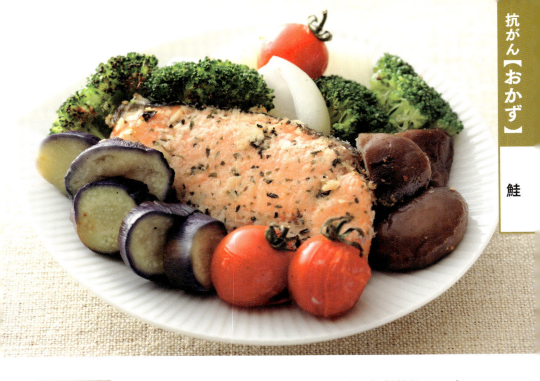

抗がん【おかず】

鮭

**抗がんMEMO** 抗酸化作用のある野菜＋にんにくで、がんの抑制効果アップ

# 鮭と野菜のパン粉焼き
(管理栄養士レシピ)

Total 248 kcal ／ 脂質 9.0g ／ 塩分 0.4g

**材料**（1人分）
生鮭——80g（1切れ）
ブロッコリー——50g（1/5株）
しいたけ——40g（4枚）
たまねぎ——50g（1/4個）
なす——40g（1/2本）
にんにく——5g（1片）
パン粉——8g（大さじ2）
粉チーズ——2g（小さじ1）
パセリ（乾燥）——少々
バジル（乾燥）——少々
ミニトマト——30g（3個）
オリーブ油——4g（小さじ1）

**作り方**
❶ブロッコリーは小房に分け、さっとゆでる。
❷しいたけは半分に切り、たまねぎは皮をむいてくし切り、なすは輪切りにする。
❸ボウルにみじん切りにしたにんにく・パン粉・粉チーズ・パセリ・バジルを入れて混ぜる。
❹生鮭全体に③をつける。
❺天板にクッキングシートを敷き、④をのせてオーブンで5〜6分焼いたら、①・②・ミニトマトを並べてオリーブ油をかけてさらに3分程度焼く。

● 保存方法／タッパーに入れる　● 保存日数／冷蔵で2日程度
● 食べ方／アルミホイルに包み、オーブントースターで温める

抗がん【おかず】 白身魚

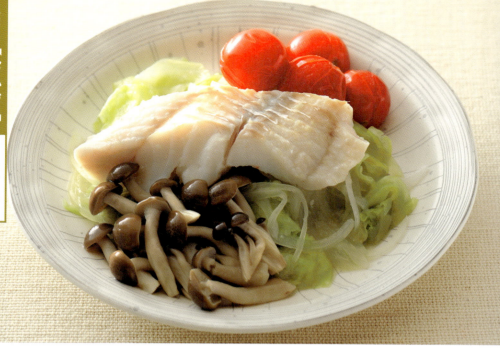

**抗がんMEMO** キャベツのイソチオシアネート・ペルオキシダーゼで抗がん作用

## たらの香り蒸し
(管理栄養士レシピ)

Total 151 kcal　脂質 0.6g　塩分 0.5g

**材料**（1人分）
タラ —— 80g (1切れ)
たまねぎ —— 50g (¼個)
キャベツ —— 120g (2枚)
しめじ —— 40g (½パック)
ミニトマト —— 50g (5個)
にんにく（おろし）—— 5g (小さじ1)
だし汁 —— 30g (大さじ2)
酒 —— 15g (大さじ1)

**作り方**
❶ たまねぎは皮をむいて薄切り、キャベツはざく切り、しめじは根元を切り落とし、ミニトマトはヘタを取る。
❷ 鍋ににんにく・だし汁・①を入れ、その上にタラを乗せて酒をかけ、強火で熱する。
❸ 沸騰したら弱火にし、蓋をして10分程度蒸し煮にする。

**メモ**
●保存方法／冷めてからタッパーに入れる　●保存日数／冷蔵で1〜2日程度
●食べ方／電子レンジで温める

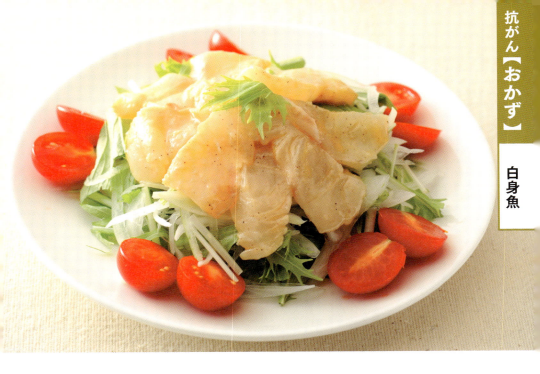

抗がん【おかず】

白身魚

**抗がんMEMO** たまねぎは細かくすることで抗がん物質イソチオシアネートが出てくる

## タイのマリネ
(管理栄養士レシピ)

Total 477 kcal ／ 脂質 34.9g ／ 塩分 1.0g

**材料**(1人分)
- タイ(刺身用) —— 80g (1切れ)
- オリーブ油 —— 26g (大さじ2)
- 減塩醤油 —— 9g (大さじ½)
- レモン汁 —— 20g (大さじ1・⅓)
- はちみつ —— 3g (小さじ½)
- にんにく(おろし) —— 3g (小さじ½)
- こしょう —— 少々
- たまねぎ —— 100g (½個)
- 水菜 —— 40g
- ミニトマト —— 50g (5個)

**作り方**
① タイは食べやすい大きさに切る。
② ボウルにオリーブ油・減塩醤油・レモン汁・はちみつ・にんにく・こしょうを混ぜ合わせ、①を漬ける。
③ たまねぎは皮をむいて薄切りにして水にさらし、水菜は3cm長さ、ミニトマトは半分に切る。
④ 器に③を盛り、②を並べる。

**メモ**
- 保存方法／作り方②の状態でタッパーに入れる
- 保存日数／冷蔵で1〜2日
- 食べ方／作り方③から仕上げる

抗がん【おかず】 青魚

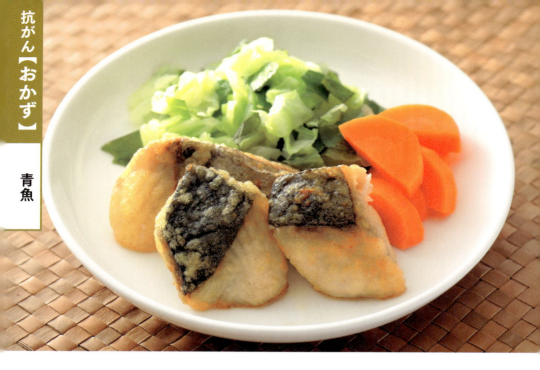

> **抗がんMEMO** 青魚に多く含まれるn-3系不飽和脂肪酸に抗がん作用

# 揚げ鰆のだし漬け
(管理栄養士レシピ)

Total 363 kcal / 脂質 18.0g / 塩分 1.1g

**材料**(1人分)
サワラ（切り身）——90g
酒——7.5g（大さじ½）
しょうが（おろし）——2g（小さじ½）
片栗粉——適量
オリーブ油——適量
キャベツ——120g（2枚）
にんじん——40g（4cm）
青しそ——4g（4枚）
●漬け汁
減塩醤油——9g（大さじ½）
はちみつ——12g（大さじ½）
酒——15g（大さじ1）
水——50cc（¼カップ）

**作り方**
❶サワラは食べやすい大きさに切り、酒・しょうがに漬ける。
❷①に片栗粉をまぶし、オリーブ油で揚げる。
❸鍋に減塩醤油・はちみつ・酒・水を入れて沸騰させ、酒のアルコールを飛ばす。
❹②を③に漬ける。
❺キャベツ・にんじんは食べやすい大きさに切り、蒸す。
❻青しそは1cm角に切り、⑤のキャベツと和える。
❼器に④・⑥・⑤のにんじんを盛る。

●保存方法／①の状態でジッパー付きの袋に入れる　●保存日数／冷凍で7日程度
●食べ方／冷蔵庫で自然解凍し、作り方②以降の手順で仕上げる

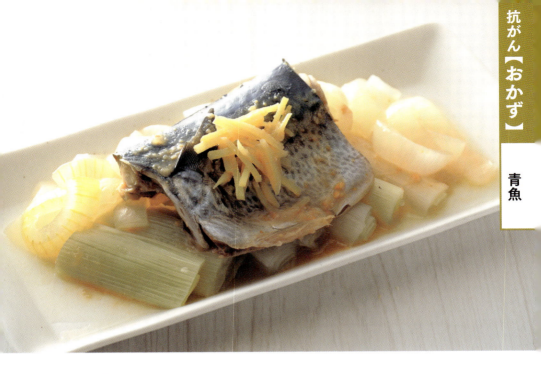

抗がん【おかず】 青魚

**抗がんMEMO** 青魚のDHA、EPAでがん予防

# さばの味噌煮
(管理栄養士レシピ)

Total 287 kcal　脂質 12.8g　塩分 1.2g

## 材料 (1人分)
サバ —— 100g (1切れ)
たまねぎ —— 100g (½個)
長ねぎ —— 100g (1本)
しょうが —— 10g
水 —— 50cc (¼カップ)
低塩みそ —— 9g (大さじ½)

## 作り方
❶サバは皮に切れ目を入れ、熱湯に通す。
❷たまねぎは繊維に垂直に1cm幅、長ねぎは5cm長さ、しょうがは薄切りにする。
❸鍋の底に長ねぎを敷きつめ、①・しょうが・たまねぎの順に重ね、水を加えて強火で熱する。
❹沸騰したら弱火にし、長ねぎ・たまねぎに火が通るまで15分程煮る。
❺鍋から長ねぎ・たまねぎ・しょうがを取りだし器に盛る。
❻低塩みそを鍋に溶き入れて煮る。
❼水分が飛び煮汁にとろみがついたら、火を止め器に盛る。

● 保存方法／タッパーに入れる　● 保存日数／冷凍で7日程度
● 食べ方／電子レンジで温める

抗がん【おかず】 小魚

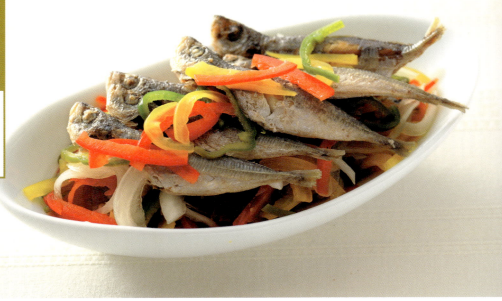

**抗がんMEMO** パプリカのβ-カロテンとビタミンC、たまねぎの硫化アリルが抗がん・抗酸化に作用

# 豆アジの南蛮漬け
(管理栄養士レシピ)

Total 271 kcal / 脂質 6.2g / 塩分 1.2g
※漬け汁を全部飲んだ場合

**材料**（1人分）
豆アジ——50g
小麦粉——少々
オリーブ油——適量
たまねぎ——100g（½個）
赤パプリカ——50g（⅓個）
黄パプリカ——50g（⅓個）
ピーマン——40g（2個）
だし汁——200cc（1カップ）
米酢——100cc（½カップ）
減塩醤油——9g（大さじ½）
はちみつ——24g（大さじ1）
赤唐辛子——1本

**作り方**
❶豆アジは薄く小麦粉をつけ、多めのオリーブ油で焼く。
❷たまねぎは皮をむいて薄切り、赤・黄パプリカ・ピーマンは種を取り薄切りにする。
❸鍋にだし汁・米酢・減塩醤油・はちみつ・赤唐辛子を入れて火にかけ、沸騰したら火を止める。
❹①・②を③に漬ける。

●メモ
●保存方法／タッパーに入れる　●保存日数／冷蔵で2〜3日
●食べ方／電子レンジで温める

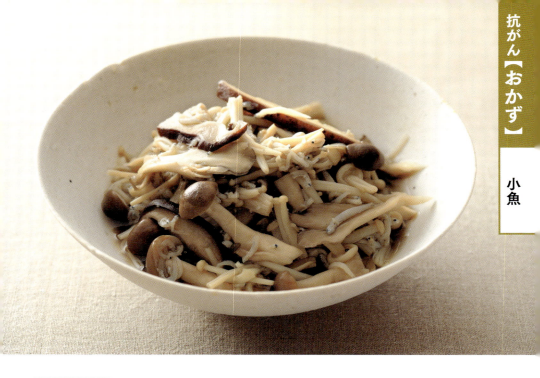

抗がん【おかず】

小魚

**抗がんMEMO** きのこ類に含まれるβ―グルカンには抗がんと免疫力を高める作用

## じゃこときのこのなめたけ風
(管理栄養士レシピ)

Total 72 kcal / 脂質 2.5g / 塩分 0.6g

### 材料 (1人分)
- 釜あげしらす――30g
- 干しいたけ（スライス）――3g
- しめじ――25g（¼パック）
- まいたけ――25g（¼パック）
- えのき茸――100g（1袋）
- しいたけの戻し汁――30g（大さじ2）
- 減塩醤油――6g（小さじ1）
- さんしょう――適量

### 作り方
❶干しいたけは水で戻し、スライスする。
❷しめじは根元を切り落としてほぐし、まいたけは手で取ってほぐし、えのき茸は根元を切り落として1/2の長さに切る。
❸鍋に①・②・しいたけの戻し汁・減塩醤油を加えて強火で煮る。
❹きのこ類から水分が出て煮立ったら、釜あげしらすを加えてさらに煮る。
❺水気が無くなったら火を止め、お好みでさんしょうを加えよく混ぜる。

- 保存方法／冷めてから1回使用量ごとにジッパー付きの袋に分ける
- 保存日数／冷凍で7日程度
- 食べ方／自然解凍して、ごはんや豆腐に乗せて食べる

味気なさを補う無塩調味料

## 豆たっぷりペースト

**材料**（1回分）
おから——30g
きなこ——2g（小さじ1）
練りごま（白）——20g（大さじ1）
豆乳——30g（大さじ2）

**作り方**
❶ フライパンにおから・きなこを入れ、からいりする。
❷ ボウルに①・練りごま・豆乳を入れて混ぜ合わせる。

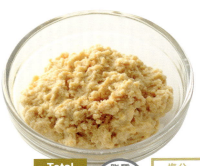

Total 119 kcal　脂質 5.9g　塩分 0.0g

**メモ**
● 保存方法／タッパーか瓶に入れる
● 保存日数／冷蔵庫で3日
● 食べ方／青菜の和え衣にしたり、パンに塗ったりなどお好みで

**抗がん 管理栄養士レシピ**
大豆製品づくしで、食物繊維や大豆イソフラボンが豊富に取れる

---

## ドライトマトオイル

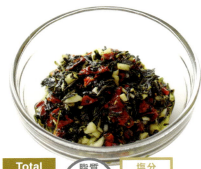

Total 148 kcal　脂質 13.3g　塩分 0.0g

**材料**（1回分）
ドライトマト——10g
緑茶葉——5g（大さじ1）
にんにく——5g（1片）
オリーブ油——13g（大さじ1）

**作り方**
❶ ドライトマト・緑茶葉は細かく刻み、にんにくは皮をむいてみじん切りにする。
❷ ボウルに①・オリーブ油を入れて混ぜる。

**抗がん 管理栄養士レシピ**
抗酸化作用のあるトマトのリコピンと緑茶のカテキンでがんを抑える

**メモ**
● 保存方法／瓶に入れる
● 保存日数／冷蔵で3日
● 食べ方／魚や肉に塗って焼く

## 作りおき
# 抗がん「スープ」

ジュースに次いでおすすめなのがスープです。様々な野菜を一度に煮込んで栄養を丸ごと摂取します。ジュースだと体が冷えて辛いという方にも最適です。野菜は無農薬や低農薬を選びます。

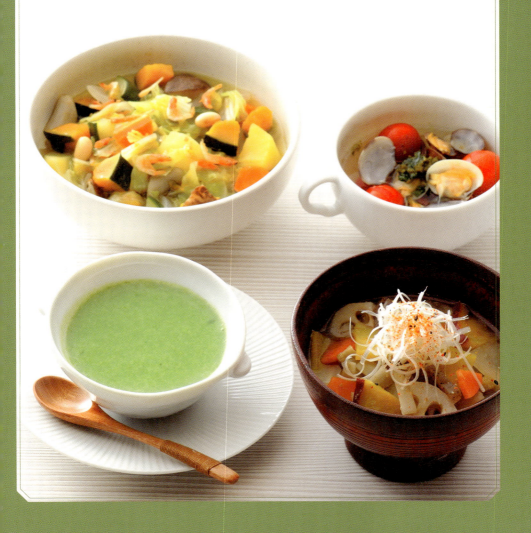

抗がん【スープ】根菜

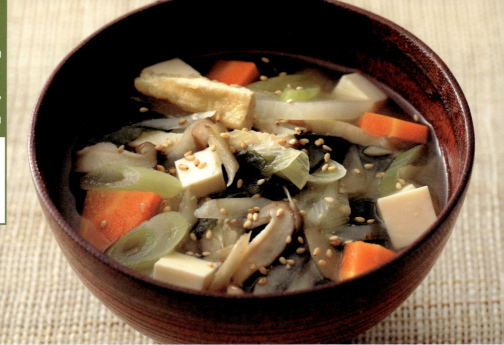

| 抗がんMEMO | さまざまな栄養素を逃さず、バランスよく摂取 |

## 根菜ときのこの味噌汁
（大腸がん克服｜女性｜66歳｜K.Eさんレシピ）

Total 144 kcal　脂質 6.6g　塩分 1.6g

**材料**（1人分）
大根——30g（1cm）
にんじん——30g（3cm）
ごぼう——30g（1/6本）
しいたけ——20g（2枚）
油揚げ——10g（1/2枚）
木綿豆腐——20g
わかめ（乾燥）——2g
長ねぎ——30g（1/3本）
低塩みそ——12g（小さじ2）
ごま（白）——3g（小さじ1）
昆布——1g
水——200cc（1カップ）

**作り方**
❶鍋に水と昆布を入れて火にかけ、沸騰直前に昆布を取り出し、だし汁を作る。
❷大根は皮をむき、にんじんは皮つきのまま5mm厚さのいちょう切り、ごぼうは皮をむいてささがきにし、しいたけは石づきを取って薄切り、油揚げは熱湯をかけて油抜きをして1cm幅に切る。
❸木綿豆腐はさいの目に切り、わかめは水に戻して水気をしぼり、長ねぎは斜め切りにする。
❹①に②・③を入れて火にかけ、野菜に火が通ったら低塩みそを溶き入れ、炒ったごまをふる。

**メモ**
●保存方法／冷めてから、タッパーに入れる
●保存日数／冷凍で7日程度　●食べ方／鍋に移して温め、食べる際にごまをふる
●備考／ごまは炒るとセサモールという強力な抗酸化物質を生成するので、食べる前に炒ってから使うと良い

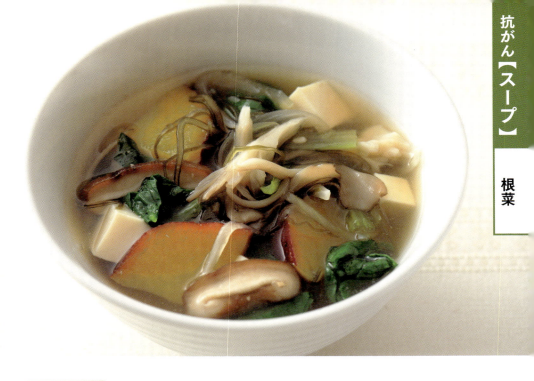

**抗がん【スープ】** 根菜

**抗がんMEMO** アルギン酸を多く含む根昆布を加えて、がん予防効果がさらに充実

## たっぷりきのこと根菜の味噌汁
（大腸がん克服｜女性｜66歳｜K.Eさんレシピ）

Total 121 kcal ／ 脂質 3.1g ／ 塩分 1.3g

### 材料（1人分）
- さつまいも ── 30g
- たまねぎ ── 30g（1/6個）
- 木綿豆腐 ── 50g（1/6丁）
- 根昆布（乾燥）── 1g
- 小松菜 ── 35g
- まいたけ ── 20g（1/5パック）
- しいたけ ── 20g（2枚）
- 低塩みそ ── 12g（小さじ2）
- 昆布 ── 1g
- 水 ── 200cc（1カップ）

### 作り方
❶ 鍋に水と昆布を入れて30分置いてから火にかけ、沸騰直前に昆布を取り出し、だし汁を作る。
❷ さつまいもは1cm厚さのいちょう切り、たまねぎは皮をむいて薄切り、木綿豆腐はさいの目に切りにする。
❸ 根昆布は水で戻して、せん切りにする。
❹ 小松菜は根元を切り落として2cm幅に切り、まいたけは小房に分けて、しいたけは石づきを取って薄切りにする。
❺ ①に②・③・④を入れて火にかけ、野菜に火が通ったら低塩みそを溶き入れる。

- 保存方法／冷めてから、タッパーに入れる
- 保存日数／冷凍で7日程度　●食べ方／鍋に移して温める
- 備考／フコイダンは水に溶けやすいので、汁もしっかり飲む

## 抗がん【スープ】根菜

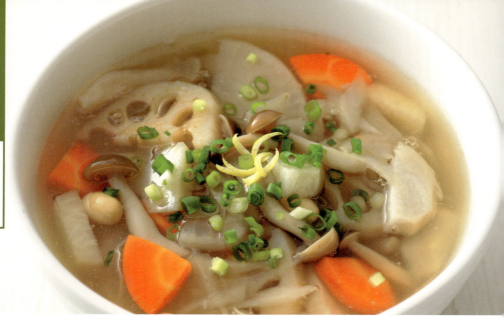

**抗がんMEMO** 食物繊維が豊富な根菜で、腸の中をきれいに掃除

# 根菜と大豆のくず汁
（直腸がん克服｜男性｜60歳｜O.Eさんレシピ）

Total 114 kcal ／ 脂質 1.3g ／ 塩分 0.4g

**材料**（1人分）
- 大根 —— 35g（1cm）
- にんじん —— 30g（3cm）
- 里芋 —— 60g（中1個）
- れんこん —— 20g
- ごぼう —— 20g（⅑本）
- しめじ —— 20g（⅕パック）
- 大豆（水煮） —— 15g
- 酒 —— 2.5g（小さじ½）
- 減塩醤油 —— 3g（小さじ½）
- 葛粉 —— 3g（小さじ1）
- 水 —— 5g（小さじ1）
- 万能ねぎ —— 10g　ゆず皮 —— 少々

●だし用
- 昆布 —— 1g　水 —— 200cc（1カップ）

**作り方**
❶ 鍋に水と昆布を入れて火にかけ、沸騰直前に昆布を取り出し、だし汁を作る。
❷ 大根は皮をむき、にんじんは皮付きのまま5㎜厚さのいちょう切りにする。
❸ 里芋・れんこんは皮をむいて5㎜厚さの半月切りにする。
❹ ごぼうは皮をむいてささがきにする。
❺ しめじは根元を切り落としてほぐす。
❻ ①に酒・減塩醤油を加えて火にかけ、②・③・④・大豆・⑤を加えて煮る。
❼ 材料がやわらかくなったら水で溶いた葛粉を加えてとろみをつけ、小口切りにした万能ねぎ・ゆず皮を散らす。

メモ
- ●保存方法／冷めてから、タッパーに入れる
- ●保存日数／冷凍で7日程度
- ●食べ方／鍋に移して温め、食べる際に万能ねぎ・ゆず皮を飾る

抗がん【スープ】 根菜

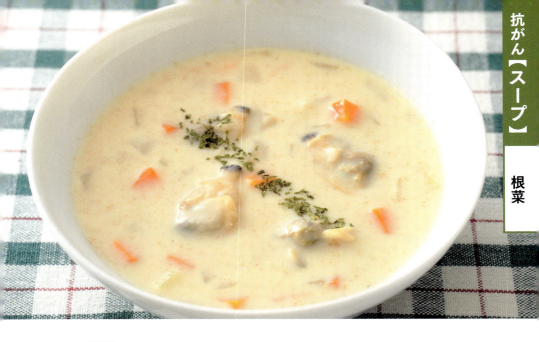

| 抗がんMEMO | アサリのタウリンで肝機能を強化し、解毒作用をサポート |

## 根菜クラムチャウダー
(乳がん克服｜女性｜41歳｜O.Mさんレシピ)

Total 195 kcal ／ 脂質 7.3g ／ 塩分 1.0g

**材料**（1人分）
- たまねぎ──20g（1/10個）
- じゃがいも──20g
- にんじん──20g（2cm）
- アサリ（殻付き）──50g（5個）
- 白ワイン──30g（大さじ2）
- オリーブ油──4g（小さじ1）
- 小麦粉（全粒粉）──8g（大さじ1）
- 野菜ブイヨン──50cc（1/4カップ）
- 豆乳──150cc（3/4カップ）
- パセリ（乾燥）──少々

**作り方**
❶ たまねぎ・じゃがいもは皮をむき、にんじんは皮付きのまま5mm角に切り、アサリは水でこすり洗いする。
❷ 鍋にアサリ・白ワインを入れ、アサリの口が開くまで蒸し煮にする。
❸ フライパンにオリーブ油を熱し、たまねぎ・にんじんを入れて炒め、小麦粉を加えてさらに炒める。
❹ ③に②のアサリの煮汁を少しずつ加えて混ぜる。
❺ ④に野菜ブイヨン・豆乳・じゃがいもを加え、じゃがいもがやわらかくなるまで煮る。
❻ 最後に殻を外したアサリを入れる。
❼ 器に⑥を盛り、パセリを散らす。

- 保存方法／冷めてから、タッパーに入れる
- 保存日数／冷凍で7日程度
- 食べ方／鍋に移して温める　※煮立たせると分離するので注意

抗がん【スープ】 根菜

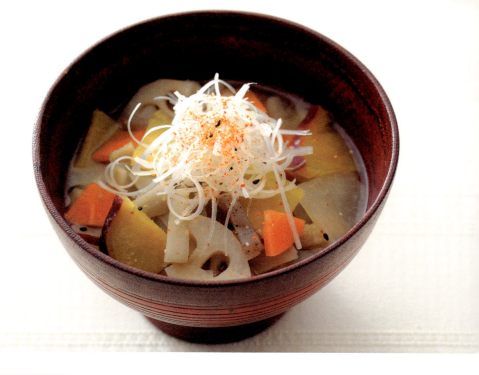

**抗がんMEMO** 根菜に豊富な食物繊維の働きで、発がん物質を体外へ排出

## けんちん汁
（乳がん克服｜女性｜41歳｜O.Mさんレシピ）

Total 131 kcal ｜ 脂質 2.4g ｜ 塩分 1.0g

**材料**（1人分）
ごぼう——30g（⅙本）
大根——30g（1cm）
れんこん——30g
にんじん——20g（2cm）
さつまいも——30g
こんにゃく——15g
油揚げ——5g（¼枚）
水——200cc（1カップ）
低塩みそ——10g
白髪ねぎ——10g
七味唐辛子——少々

**作り方**
❶ごぼう・大根・れんこんは皮をむき、にんじん・さつまいもは皮付きのまま食べやすい大きさに切る。
❷こんにゃく・油揚げは食べやすい大きさに切る。
❸鍋に①・②・水を加えて煮る。
❹野菜に火が通ったら低塩みそをとき入れ、白髪ねぎ・七味唐辛子を散らす。

**メモ**
●保存方法／作り方③の状態で冷めてから、タッパーに入れる
●保存日数／冷凍で7日程度
●食べ方／鍋に移して温め、作り方④で仕上げる
●備考／ごぼうの抗酸化成分ポリフェノールを逃さないよう、ごぼうは長時間水にさらさない

抗がん【スープ】根菜

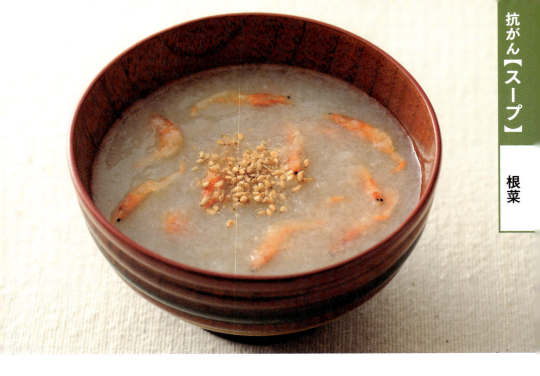

**抗がんMEMO** 桜エビでうま味とカルシウムをアップ！

# レンコンのすりながし汁
（管理栄養士レシピ）

Total 63 kcal ／ 脂質 0.7g ／ 塩分 0.3g

**材料**（1人分）
れんこん——70g
しょうが——3g
だし汁——170cc
桜エビ——2g
ごま（白）——少々

**作り方**
❶れんこんはよく洗って皮ごとすりおろし、しょうがは皮をむいてすりおろす。
❷鍋にだし汁を入れ中火にかけ、沸騰する直前に①を加えて素早くかき混ぜる。
❸1〜2分れんこんに火を通してから桜エビを加えて火を止め、食べる直前にひねりごま（白ごまを指でひねりつぶす）を加える。

**メモ**
●保存方法／れんこんとしょうがはすりおろした状態でタッパーに入れる
●保存日数／冷凍で2〜3週間　●食べ方／鍋で作り方②の、①を加えるところから調理する
●備考／れんこんはすりおろしたらすぐ調理する。保存する場合もすぐにすりおろし後すぐに冷凍する

抗がん【スープ】 根菜

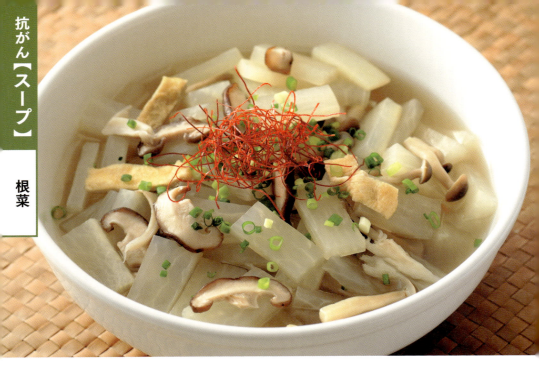

抗がんMEMO　大根に含まれる辛み成分が、がんの増殖を防ぐ

# 大根スープ
(大腸がん克服 | 男性 | 59歳 | C.Fさんレシピ)

Total 112 kcal　脂質 2.4g　塩分 0.2g

**材料**（1人分）
大根──500g（½本）
油揚げ──5g（¼枚）
まいたけ──25g（¼パック）
しめじ──25g（¼パック）
しいたけ──20g（2枚）
減塩塩──0.3g
昆布──1g（3cm×12cm）
水──400cc（2カップ）
糸唐辛子──少々
万能ねぎ──少々

**作り方**
❶鍋に水と昆布を入れて火にかけ、沸騰直前に昆布をとりだし、だし汁を作る。
❷大根は皮をむき5mm厚さの短冊切りにする。
❸油揚げは熱湯をかけて油抜きをして1cm幅に切る。
❹まいたけ・しめじは根元を切り落としてほぐし、しいたけは石づきを取り、細切りにする。
❺①に②・③・④を入れて大根がやわらかくなるまで煮て、減塩塩で調味し、糸唐辛子・小口切りにした万能ねぎを飾る。

メモ
●保存方法／⑤の減塩塩で調味するところまで行い、冷めてから、タッパーに入れる
●保存日数／冷蔵で2日程度
●食べ方／鍋に移して温め、食べる直前に糸唐辛子・万能ねぎを飾る
●備考／大根のインドールは煮ると半分ほど汁にでてしまうので、汁もしっかり飲む

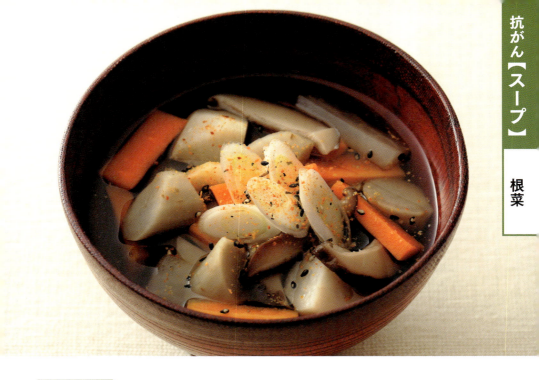

**抗がん【スープ】** 根菜

**抗がんMEMO** お腹にやさしい野菜をたっぷり。黒七味で塩分控えめな味をカバー

# 根菜汁
（卵巣がん克服｜女性｜46歳｜M.Sさんレシピ）

Total 81 kcal ／ 脂質 0.3g ／ 塩分 0.4g

**材料**（1人分）
里芋──60g
ごぼう──20g（⅙本）
大根──30g（1cm）
にんじん──30g（3cm）
長ねぎ──10g
減塩醤油──3g（小さじ½）
酒──5g（小さじ1）
黒七味──少々
昆布──1g
干しいたけ──2g（1枚）
水──200cc（1カップ）

**作り方**
❶鍋に水・昆布・干しいたけを入れて火にかけ、沸騰直前に昆布を取り出してだし汁を作り、干しいたけはせん切りにする。
❷里芋・ごぼうは皮をむいて2cmの乱切り、大根は皮をむき、にんじんは皮付きのまま3cm長さの拍子木切りにする。
❸①に②を入れ、ごぼうがやわらかくなるまで煮て、減塩醤油・酒を加えて味を調える。
❹長ねぎは斜め薄切りにする。
❺器に③を盛り、④を散らし、黒七味をかける。

**メモ**
●保存方法／作り方③までつくり、冷めてから、タッパーに入れる
●保存日数／冷凍で7日程度
●食べ方／鍋に移して温め、作り方④から仕上げる

抗がん【スープ】根菜

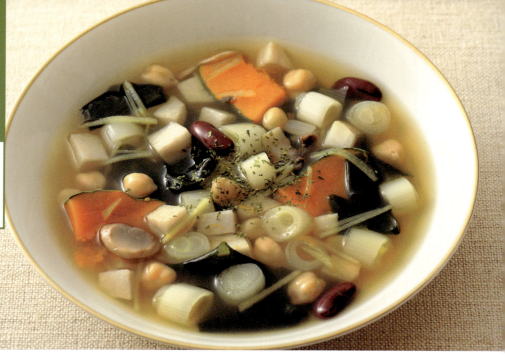

**抗がんMEMO** 抗がんに有効な野菜はスープで摂れば、栄養素を逃さずキャッチ

# 里芋チキンスープ
(悪性リンパ腫克服｜男性｜22歳｜T.Yさんレシピ)

Total 93 kcal　脂質 0.9g　塩分 0.7g

**材料**（1人分）
里芋——30g（½個）
長ねぎ——30g（⅓本）
マッシュルーム——3g（⅓個）
かぼちゃ——20g
わかめ（乾燥）——1g
しょうが——5g
鶏がらスープ——200cc（1カップ）
ミックスビーンズ（缶詰）——20g
減塩醤油——3g（小さじ½）
パセリ（乾燥）——少々

**作り方**
❶里芋は皮をむいて1cm角に切り、長ねぎは小口切り、マッシュルームはスライス、かぼちゃはいちょう切りする。
❷わかめは水で戻して、水気を切る。
❸しょうがはせん切りにする。
❹鍋に鶏がらスープ・①・②・③・ミックスビーンズを加え、里芋がやわらかくなるまで煮たら、減塩醤油で調味する。
❺器に④を盛り、パセリを散らす。

**メモ**
●保存方法／作り方④まで行い、冷めてから、タッパーに入れる
●保存日数／冷凍で7日程度　●食べ方／鍋に移して温め、作り方⑤で仕上げる

抗がん【スープ】 根菜

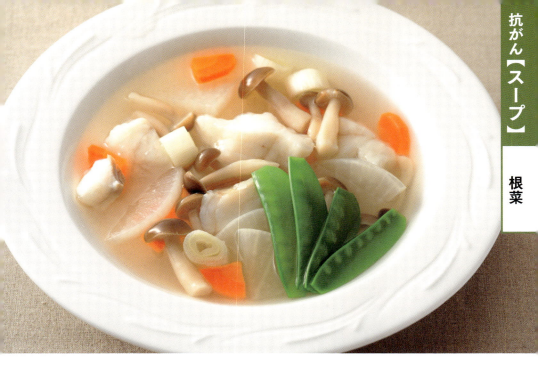

**抗がんMEMO** 低脂肪で高タンパクなタラに代謝を上げるショウガをプラス

## タラと根菜のショウガ汁
(悪性リンパ腫克服｜男性｜65歳｜Y.Mさんレシピ)

Total 112 kcal ／ 脂質 0.4g ／ 塩分 0.7g

**材料**（1人分）
大根——60g（2cm厚さ）
にんじん——10g
しめじ——25g（¼パック）
きぬさや——8g（4枚）
長ねぎ——10g
タラ——100g（1切れ）
片栗粉——適量　水——400cc
白だし（市販）——5g（小さじ1）
ブラックペッパー——少々
しょうが——15g

**作り方**
❶ 大根・にんじんは皮をむいていちょう切り、しめじは根元を切り落としてほぐす。
❷ きぬさやは筋を取り、ラップに包んで電子レンジで加熱し、長ねぎは小口切りにする。
❸ タラはひと口大に切り、片栗粉をまぶす。
❹ 鍋に水・①を入れて野菜に火が通るまで煮たら③を加えて煮る。
❺ タラが煮えたら、②を入れ、白だし・ブラックペッパーで調味し、しょうがをすりおろして加え火を止める。

- 保存方法／作り方④まで行い、冷めてから、タッパーに入れる
- 保存日数／冷蔵で2日程度
- 食べ方／鍋に移して温め、作り方⑤で仕上げる
- 備考／低脂肪高たんぱくのタラに胃液の分泌を促進するしょうがのジンゲロン・ショガオールの組み合わせは消化を助ける。空気に触れるとしょうがの薬効（香り成分）が減少するため、使う直前にすりおろす

抗がん【スープ】根菜

**抗がんMEMO** 免疫力アップに欠かせない、アリシン系野菜をたっぷりと

# アリシン系野菜スープ
（胃がん克服｜男性｜55歳｜S.Hさんレシピ）

Total 113 kcal ／ 脂質 0.4g ／ 塩分 0.0g
※一人当たり（½量）

**材料**（作りやすい分量）
- たまねぎ——200g（1個）
- じゃがいも——100g（1個）
- 長ねぎ——100g（1本）
- ニラ——50g（½束）
- トマト——150g（1個）
- セロリ——50g（⅓本）
- パセリ——少々
- にんにく——10g（2片）

●飾り
- パセリの葉——少々
- ミニトマト——少々

**作り方**
❶ たまねぎ・じゃがいもは皮をむいて乱切り、長ねぎ・ニラ・トマト・セロリ・パセリは適当な大きさに切る。
❷ にんにくは皮をむく。
❸ 鍋に①・②・具材が浸るくらいの水を入れ、弱火で1時間程度煮込む。
❹ ③をミキサーに入れてなめらかになるまで回す。
❺ 器に④を盛り、パセリの葉・ミニトマトを飾る。

- 保存方法／作り方④まで行い、冷めてから、タッパーに入れる
- 保存日数／冷蔵で1日程度 ●食べ方／鍋に移して温め、作り方④で仕上げる
- 備考／アリシンを含む、にんにく・たまねぎ・長ねぎ・ニラの組み合わせ。ミキサーにかけてそのままスープにすることで、食物繊維を失う事なく食べられる

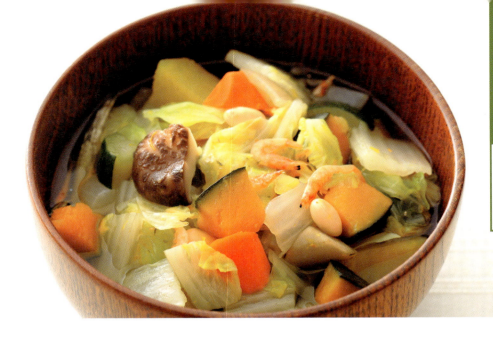

**抗がん【スープ】 根菜**

**抗がんMEMO** 抗がん作用の高い野菜をたっぷり入れて、朝・昼・夜3食摂取

## 手作りだし11種の野菜汁
(前立腺がん克服｜男性｜68歳｜H.Kさんレシピ)

Total 152 kcal ／ 脂質 1.3g ／ 塩分 0.3g

**材料 (1人分)**
- さつまいも ── 15g
- じゃがいも ── 25g (¼個)
- ごぼう ── 15g
- にんじん ── 20g (2cm)
- たまねぎ ── 20g (⅙個)
- かぼちゃ ── 40g
- ズッキーニ ── 30g (⅕本)
- キャベツ ── 60g (1枚)
- 白菜 ── 100g (1枚)
- 干しいたけ ── 2g (1枚)
- 大豆 (水煮) ── 8g

**●だし**
- 昆布 ── 1g　無塩にぼし ── 2本
- 桜エビ ── 4g (大さじ1)　和風無塩だし (粉) ── 6g (小さじ2)

**作り方**
❶ さつまいも・じゃがいも・ごぼう・にんじん・たまねぎは皮をむいて乱切り、かぼちゃ・ズッキーニはひと口大、キャベツ・白菜は2cm幅に切る。
❷ 干しいたけは水につけて戻す。
❸ 鍋に①・②・大豆・野菜がかぶるくらいの水 (分量外)・だしの材料を入れ、野菜がやわらかくなるまでて煮る。
❹ 器に③を盛る。

**メモ**
- 保存方法／冷めてから、タッパーに入れる
- 保存日数／冷蔵で3日程度
- 食べ方／鍋に移して温める
- 備考／さつまいも・じゃがいもに含まれるビタミンCは加熱しても壊れにくい

## 抗がん【スープ】 根菜

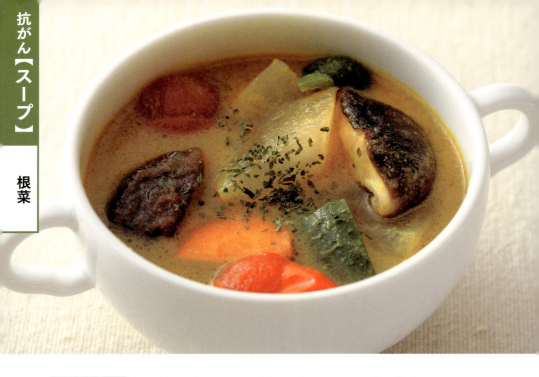

**抗がんMEMO** 塩分を抑えながらも、7種の野菜をカレー風味で美味しく摂取

# カレースープ
(悪性リンパ腫克服｜男性｜65歳｜Y.Mさんレシピ)

Total 113 kcal ｜ 脂質 5.4g ｜ 塩分 1.6g

**材料**（1人分）
大根──60g（2cm）
にんじん──10g（1cm）
ごぼう──5g
ピーマン──10g（½個）
しいたけ──20g（2枚）
にんにく──5g（1片）
水──400cc（2カップ）
ミニトマト──30g（3個）
カレールウ──15g
クミン──少々
パセリ（乾燥）──少々

**作り方**
❶大根・にんじん・ごぼうは洗って皮付きのまま乱切りにする。
❷ピーマンは種を取って乱切り、しいたけは半分に切る。
❸にんにくはみじん切りにする。
❹鍋で③を炒め、①・②を入れてさらに炒める。
❺④に水・ミニトマトを加えて野菜がやわらかくなるまで煮る。
❻⑤にカレールウ・クミンを加え、弱火で煮る。
❼器に⑥を盛り、パセリを散らす。

●保存方法／作り方⑥まで行い、冷めてから、タッパーに入れる
●保存日数／冷凍で7日程度　●食べ方／鍋に移して温め、⑦で仕上げる
●備考／抗酸化作用のあるビタミンCやポリフェノールなどは、水に溶け出しやすいので、スープも一緒に飲む

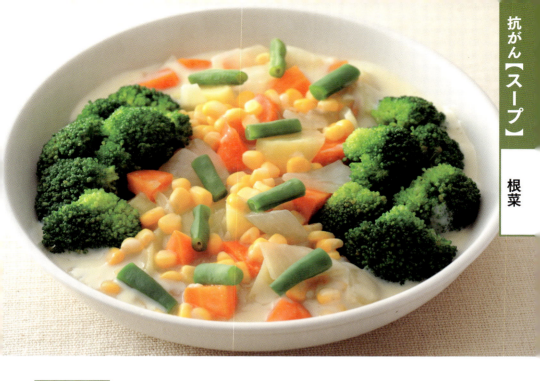

抗がん【スープ】 根菜

**抗がんMEMO** 豆乳のイソフラボンとたまねぎ、ブロッコリーのビタミンCで抗酸化作用を高める

## 野菜豆乳クリームシチュー
(肺がん克服｜男性｜63歳｜S.Tさんレシピ)

Total 275 kcal ／ 脂質 3.9g ／ 塩分 1.9g

**材料** (1人分)
- にんじん——100g (½本)
- たまねぎ——100g (½個)
- じゃがいも——50g (½個)
- いんげん——10g (2本)
- ブロッコリー——120g
- コーン (冷凍)——50g
- 顆粒コンソメ——4g
- 豆乳——100cc (1カップ)
- 米粉——8g (大さじ1)

**作り方**
① にんじん・たまねぎ・じゃがいもは皮をむいてひと口大の乱切りにする。
② いんげんは2cm長さに切り、ブロッコリーは小房に分け、さっとゆでる。
③ 鍋に①・コーンを入れて炒めたら、顆粒コンソメ・野菜がかぶるくらいの水 (分量外) を入れて野菜がやわらかくなるまで煮る。
④ ③に豆乳を加え、温まったら米粉を加え、②を飾る。

**メモ**
- 保存方法／冷めてから、タッパーに入れる
- 保存日数／冷凍で7日程度
- 食べ方／鍋に移して温める ※煮立たせると分離するので注意
- 備考／ブロッコリーは、つぼみ部分よりも茎部分の方が食物繊維等が豊富なため、茎も使用する

抗がん【スープ】 根菜

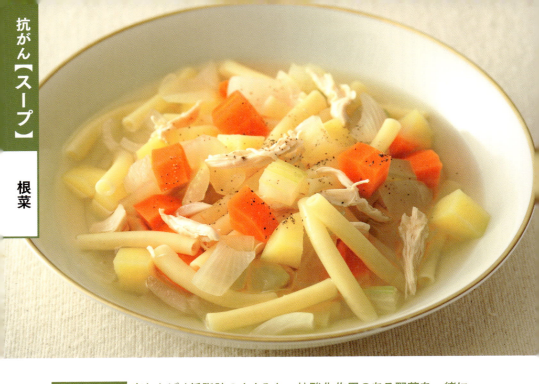

**抗がんMEMO** 高たんぱく低脂肪のささみと、抗酸化作用のある野菜を一緒に

# 根菜チキンスープ
(胃がん克服｜男性｜41歳｜I.Oさんレシピ)

Total 144 kcal ／ 脂質 1.1g ／ 塩分 0.7g

**材料**（1人分）
- にんじん —— 30g（3cm）
- セロリ —— 30g（1/5本）
- じゃがいも —— 30g（1/3個）
- たまねぎ —— 30g（1/6個）
- 鶏ささみ —— 20g
- マカロニ（乾燥）—— 15g
- 鶏がらスープ —— 200cc（1カップ）
- 固形コンソメ —— 1g（1/5個）
- ブラックペッパー —— 少々

**作り方**
❶ にんじん・セロリは皮付きのままじゃがいも・たまねぎは皮をむき、1cm大の角切り、鶏ささみはゆでて細かく割く。
❷ マカロニは少しかためにゆで、ザルにあげる。
❸ 鍋に鶏がらスープ・固形コンソメ・①を入れて野菜に火が通るまで煮たら、②を加えてひと煮立ちさせる。
❹ 器に③を盛り、ブラックペッパーをふる。

**メモ**
- 保存方法／作り方③まで行い、冷めてから、タッパーに入れる
- 保存日数／冷凍で7日程度
- 食べ方／鍋に移して温め、作り方④で仕上げる
- 備考／セロリは、抗酸化作用のあるβ-カロテンや発がん物質を抑える働きのあるビタミンCを含む葉も使い、にんじんは皮をむかずに使う

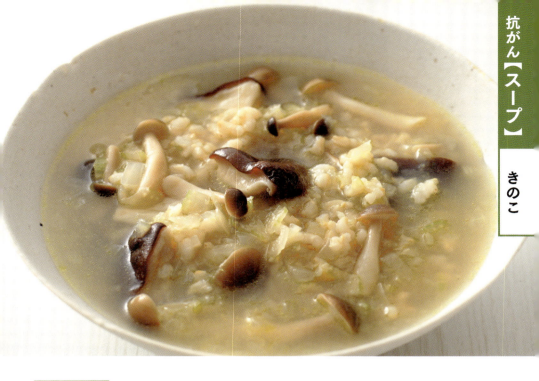

抗がん【スープ】 きのこ

**抗がんMEMO** 食物繊維豊富な玄米は、リゾット風にして食べやすく

## 玄米きのこスープ
(直腸がん克服｜男性｜60歳｜O.Eさんレシピ)

Total 92 kcal ｜ 脂質 4.5g ｜ 塩分 0.5g

**材料** (1人分)
しめじ——30g (⅓パック)
しいたけ——20g (2枚)
セロリ——30g (⅕本)
たまねぎ——20g (⅒個)
オリーブ油——4g (小さじ1)
玄米ごはん——20g
固形コンソメ——1g (⅕個)
水——400cc (2カップ)
こしょう——少々

**作り方**
❶しめじは根元を切り落としてほぐし、しいたけは石づきを取り半分に切る。
❷セロリは筋を除いてみじん切り、たまねぎは皮をむいてみじん切りにする。
❸熱した鍋にオリーブ油を敷き、①・②・玄米ごはんを全体がしんなりするまで炒め合わせる。
❹③に固形コンソメ・水を加えて弱火で10分煮て、こしょうで調味する。

メモ
- 保存方法／冷めてから、タッパーに入れる
- 保存日数／冷凍で7日程度
- 食べ方／鍋に移して温める

**抗がん【スープ】**

**きのこ**

**抗がんMEMO** にんにく・しょうが・ごま油等の香りで、おいしく減塩

# 干しいたけと切干大根の酸ラー湯風とろみスープ
（管理栄養士レシピ）

| Total | 脂質 | 塩分 |
|---|---|---|
| **157 kcal** | **8.4g** | **0.6g** |

## 材料（1人分）
干しいたけ（スライス）——6g
切干大根（乾燥）——3g
長ねぎ——20g（⅕本）
にんにく——5g（1片）
しょうが——少々
ごま油——4g（小さじ1）
きび砂糖——3g（小さじ1）
顆粒中華だし——少々
こしょう——少々
酢（あれば黒酢）——15g（大さじ1）
水溶き片栗粉——適量
卵——30g（½個）
ラー油——適宜
酢（仕上げ用）——適宜

## 作り方
❶干しいたけ・切干大根はさっと洗ってそれぞれ水で戻し、切干大根は4cm位の長さに切る。戻し汁は両方合わせて200ccにし、足りなければ水を足す。
❷長ねぎは斜め薄切り、にんにくとしょうがは皮をむいてすりおろす。
❸鍋にごま油を入れて火にかけ、にんにくとしょうがを入れて炒め、香が出てきたら長ねぎも加えしんなりするまで炒める。
❹干しいたけ・切干大根を加え、全体に油が回ったら戻し汁・きび砂糖・顆粒中華だし・こしょうを加えて5分ほど煮込み、酢を加える。
❺④に水溶き片栗粉を加えてとろみをつけ、溶きほぐした卵を回し入れ火を止める
❻器に盛り、ラー油・酢をお好みで加える。

**メモ** ●保存方法／作り方④まで行い、タッパーに入れる ●保存日数／冷蔵で3日
●食べ方／鍋に移して温め、作り方⑤から仕上げる

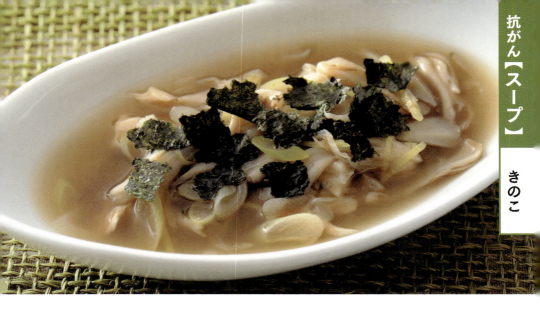

抗がん【スープ】 きのこ

**抗がんMEMO** きのこのβ-グルカン・長ねぎのアリシン、しょうがのジンゲロールで免疫力アップ！

# マイタケと海苔の ジンジャースープ
（管理栄養士レシピ）

Total 76 kcal ／ 脂質 4.5g ／ 塩分 0.5g

## 材料 (1人分)
- まいたけ——50g (½パック)
- 長ねぎ——20g (⅕本)
- しょうが——4g
- ごま油——4g (小さじ1)
- 水——200cc (1カップ)
- 顆粒中華だし——1g
- 酒——15g (大さじ1)
- こしょう——少々
- 焼きのり——3g (1枚)

## 作り方
❶ まいたけは手で食べやすい大きさにほぐす。
❷ 長ねぎは斜め薄切り、しょうがは皮をむいてせん切りにする。
❸ 鍋にごま油・②を入れて火にかけ、弱火～中火でよく炒め、長ねぎがしんなりしたら、①も加えて炒める。
❹ ③の全体に火が通りしんなりしたら、水・顆粒中華だし・酒を加えて火を強め、沸騰したら火を弱火にしてアクをすくいながら5分程煮込み、こしょうで味を調える。
❺ 器に④を盛り、食べる直前に焼きのりをちぎって加える。

メモ
- 保存方法／作り方④まで行い、タッパーに入れる
- 保存日数／冷蔵で2日程度
- 食べ方／鍋に移して温め、作り方⑤で仕上げる 水でさっと洗ってぬめりをとったご飯を加え、雑炊にしても良い

## 抗がん【スープ】きのこ

**抗がんMEMO** 抗がん作用のあるきのこをたっぷり摂取

# 5種類きのこ汁
(胃がん克服｜女性｜68歳｜K.Yさんレシピ)

Total 83 kcal ／ 脂質 4.8g ／ 塩分 0.5g

**材料**（1人分）
- えのき茸 —— 10g
- しいたけ —— 10g（1枚）
- エリンギ —— 10g（1/5本）
- しめじ —— 10g
- まいたけ —— 10g
- わかめ（乾燥）—— 0.5g
- たまねぎ —— 10g
- 卵 —— 50g（1個）
- かつおだし※ —— 200cc（1カップ）

※『大地を守る会』商品使用

**作り方**
❶ えのき茸は半分の長さに切り、しいたけ・エリンギはスライスし、しめじ・まいたけはほぐす。
❷ わかめは水戻しし、たまねぎは皮をむいてスライスする。
❸ 鍋にかつおだし・①・②を入れて煮る。
❹ きのこ類に火が通ったら、溶き卵を回し入れ、火を止める。

- 保存方法／作り方③までの状態でタッパーに入れる
- 保存日数／冷蔵で2日程度
- 食べ方／鍋に移して温め、作り方④で仕上げる

抗がん【スープ】 きのこ

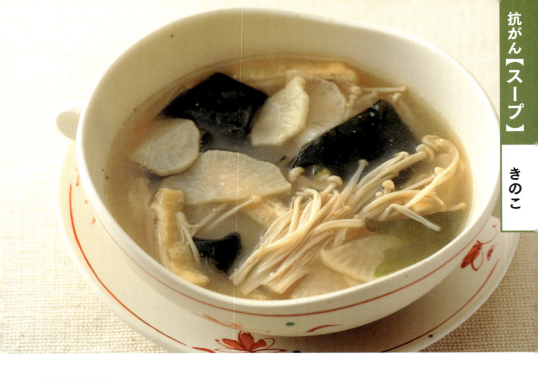

**抗がんMEMO** 天日干しで野菜の栄養価を凝縮

## 天日干しえのきと大根の味噌汁
(肺がん克服｜男性｜61歳｜M.Kさんレシピ)

Total 76 kcal ／ 脂質 4.2g ／ 塩分 1.4g

**材料**（1人分）
天日干しえのき茸——20g
天日干し大根——30g
油揚げ——10g（½枚）
わかめ（乾燥）——1g
低塩みそ——10g
無添加だしパック——1パック
水——200cc（1カップ）

**作り方**
❶鍋に水・無添加だしパックを入れて煮立て、だしがでたら無添加だしパックを取りだす。
❷油揚げは細切り、わかめは水戻しする。
❸①に②・天日干しえのき茸・天日干し大根を入れて煮る。
❹③に低塩みそを溶き入れる。

- 保存方法／冷めてから、タッパーに入れる
- 保存日数／冷凍で7日程度　●食べ方／鍋に移して温める
- 備考／きのこは天日干ししてから使うとビタミンD量が増す

抗がん【スープ】 大豆製品

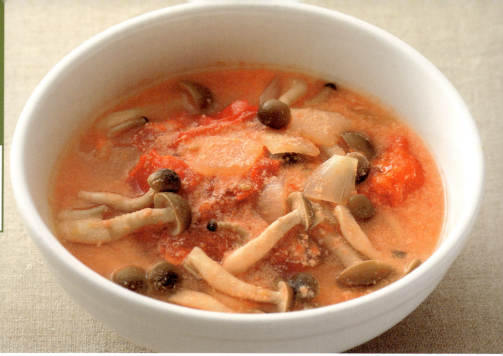

**抗がんMEMO** トマトジュースで強い抗酸化力のあるリコピンを効率よく吸収

## トマト豆乳スープ
（管理栄養士レシピ）

Total 140 kcal ／ 脂質 6.5g ／ 塩分 0.2g

**材料**（1人分）
豆乳 —— 100cc（½カップ）
トマト —— 100g
たまねぎ —— 50g（¼個）
しめじ —— 60g（½パック）
オリーブ油 —— 4g（小さじ1）
顆粒だし —— 0.5g（小さじ⅙）
トマトジュース（無塩）
　—— 50cc（¼カップ）

**作り方**
❶ トマトはヘタをとり2cm角に切り、たまねぎは皮をむき1cm角に切り、しめじは石づきを切り落としてほぐす。
❷ 熱した鍋にオリーブ油を敷き、①を入れて軽く炒め、顆粒だし・トマトジュースを入れて煮る。
❸ ②に豆乳を加え、沸騰直前まで温める。

**メモ**
● 保存方法／作り方②の状態で、タッパーに入れる
● 保存日数／冷凍で7日程度　● 食べ方／鍋に移して温め、作り方③で仕上げる　※煮立たせると分離するので注意

抗がん【スープ】 大豆製品

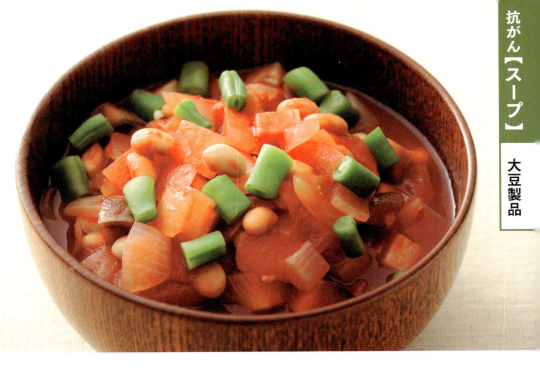

抗がんMEMO トマトのリコピンが活性酸素を抑制

## 大豆とトマトの野菜スープ
(前立腺がん克服｜男性｜59歳｜O.Hさんレシピ)

Total 313 kcal ／ 脂質 8.8g ／ 塩分 0.9g

**材料**（1人分）
- 大豆（水煮）——120g
- たまねぎ——200g（1個）
- なす——40g（½本）
- エリンギ——25g（½本）
- いんげん——10g（2本）
- トマトジュース（無塩）——50cc
- 野菜ジュース——50cc
- 濃縮トマトジュース（無塩）——190cc（1本）
- 無添加低塩みそ——3g（小さじ½）

**作り方**
1. たまねぎは皮をむいて1cm角に切り、なす・エリンギは1cm角に切る。
2. いんげんは1cm長さに切り、ゆでる。
3. 鍋に①・大豆・トマトジュース・野菜ジュース・濃縮トマトジュースを入れて煮る。
4. ③に無添加低塩みそを溶き入れる。
5. 器に④を盛り、②を散らす。

メモ
- 保存方法／冷めてから、タッパーに入れる
- 保存日数／冷蔵で3日程度
- 食べ方／電子レンジで温める
- 備考／トマトジュースに含まれるリコピンは熱を加えても抗酸化力は低下しにくい

**抗がん【スープ】** **青菜**

**抗がんMEMO** *β*-カロテンやビタミンCなど抗がんに効く栄養素がたっぷり

# ほうれん草のポタージュスープ

（胃がん克服｜男性｜64歳｜M.Tさんレシピ）

| Total | 脂質 | 塩分 |
|---|---|---|
| **84** kcal | **2.3**g | **0.1**g |

**材料**（1人分）
ほうれん草——50g
たまねぎ——20g（1/10個）
じゃがいも——25g
ローリエ——1枚
水——100cc（1/2カップ）
豆乳——100cc（1/2カップ）
自家製減塩洋風調味料——少々

**作り方**
❶ほうれん草は根元を除き3cm長さに切り、たまねぎは皮をむいてくし型に切り、じゃがいもは皮をむいて4等分に切る。
❷鍋に①・ローリエ・水を入れ、じゃがいもがやわらかくなるまで中火で煮る。
❸②からローリエを取り出してミキサーにかけ、鍋に戻す。
❹豆乳を加えて沸騰させないように温め、自家製減塩洋風調味料で味を調える。

〈自家製減塩洋風調味料〉**材料と作り方**
❶減塩塩・乾燥ローズマリー・粉末しいたけを各適量ずつ混ぜ合わせる。

**メモ**
●保存方法／作り方③の状態で、タッパーに入れる
●保存日数／冷凍で7日程度　●食べ方／鍋に移して温め、作り方④で仕上げる
●備考／野菜の食物繊維もとるために、ミキサーにかけた後、濾さずに使う

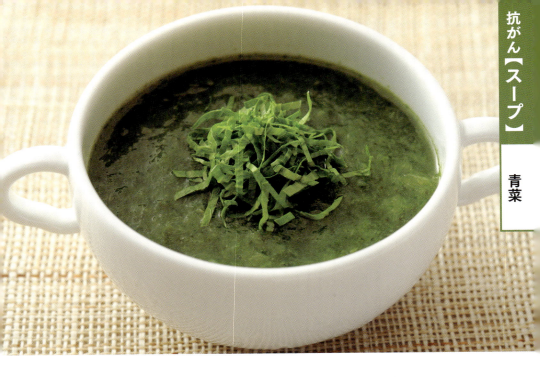

抗がん【スープ】 青菜

**抗がんMEMO** ほうれん草を上回る、モロヘイヤの栄養素を丸ごと摂取

## モロヘイヤスープ
(乳がん克服｜女性｜63歳｜K.Kさんレシピ)

Total 75 kcal ／ 脂質 0.3g ／ 塩分 0.7g

**材料**（1人分）
モロヘイヤ——15g
長ねぎ——100g（1本）
セロリ——50g（½本）
セロリの葉——少々
小柱——40g
粉末昆布——5g（小さじ1）
水——200cc（1カップ）
こしょう——少々

**作り方**
❶ モロヘイヤは熱湯でさっとゆでてザルにあげる。
❷ 長ねぎは斜め薄切り、セロリは薄切りにする。
❸ 鍋に①・②・小柱・粉末昆布・水を入れて煮る。
❹ 小柱に火が通ったらミキサーにかけ、鍋に戻し、こしょうで味を調える。
❺ 器に④を盛り、せん切りにしたセロリの葉を散らす。

●保存方法／作り方④の状態で、冷めてから、タッパーに入れる
●保存日数／冷凍で7日程度
●食べ方／鍋に移して温め、⑤で仕上げる

抗がん【スープ】青菜

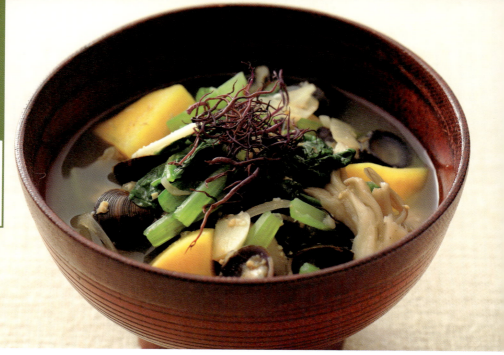

**抗がんMEMO** 貝類に多いタウリンが肝臓の機能を高める

## 小松菜の具だくさん味噌汁
(乳がん克服 | 女性 | 58歳 | T.Oさんレシピ)

Total 98 kcal / 脂質 1.3g / 塩分 1.5g

### 材料 (1人分)
- 小松菜——20g (½株)
- たまねぎ——20g (¹⁄₁₀個)
- さつまいも——20g
- まいたけ——20g (⅕パック)
- にんにく——3g (少々)
- しじみ——200g (1カップ)
- ふのり——少々
- 手作りしいたけ昆布だし——200cc (1カップ)
- 煮干し粉——1g (小さじ½)
- 低塩みそ——10g

### 作り方
❶ 小松菜は2cm長さ、たまねぎは皮をむいてスライス、さつまいもは皮をむいていちょう切り、まいたけはほぐし、にんにくは薄くスライスする。
❷ しじみはよく洗う。
❸ 鍋に①・②・手作りしいたけ昆布だし・煮干し粉を入れて煮る。
❹ ③に低塩みそを溶き入れ、ふのりをのせる。

〈手作りしいたけ昆布だし〉材料と作り方
❶ 水 (1500cc) にだし昆布 (10g)・干ししいたけ (12g6枚) を浸し、ひと晩冷蔵庫に入れる。

**メモ**
- 保存方法／冷めてから、タッパーに入れる
- 保存日数／冷蔵で2日程度
- 食べ方／鍋に移して温める

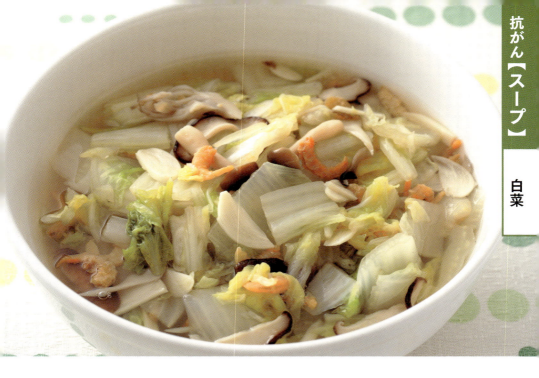

抗がん【スープ】 / 白菜

**抗がんMEMO** たっぷり加えたにんにくでがん予防

# 白菜のスープ
（大腸がん克服｜男性｜59歳｜C.Fさんレシピ）

Total 141 kcal ／ 脂質 1.5g ／ 塩分 0.6g

**材料**（1人分）
白菜 —— 500g（¼個）
まいたけ —— 25g（¼パック）
しめじ —— 25g（¼パック）
しいたけ —— 20g（2枚）
にんにく —— 25g（5片）
干しエビ —— 15g
水 —— 400cc（2カップ）
減塩塩 —— 少々

**作り方**
❶白菜は食べやすい大きさに切る。
❷まいたけ・しめじは根元を切り落としてほぐし、しいたけは石づきを取り細切りにする。
❸にんにくは皮をむき、スライスする。
❹鍋に①・②・③・干しエビ・水を入れて、野菜がやわらかくなるまで煮て、減塩塩で調味する。

**メモ**
●保存方法／冷めてから、タッパーに入れる
●保存日数／冷蔵で2日程度　●食べ方／鍋に移して温める

抗がん【スープ】 トマト

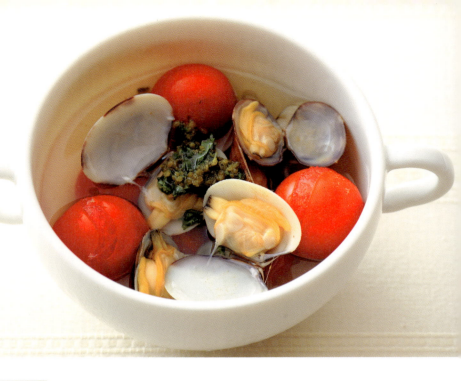

抗がんMEMO　オリーブ油でミニトマトとバジルのカロテン類の吸収アップ！

# ミニトマトのあっさりスープ バジルソースがけ
（管理栄養士レシピ）

Total 57 kcal ／ 脂質 1.5g ／ 塩分 0.5g

**材料**（1人分）
ミニトマト —— 70g（7個）
昆布 —— 1g
水 —— 180cc
酒 —— 15g（大さじ1）
アサリ（殻付き）—— 50g（7～8個）
バジルソース —— 少々

※バジルソース
Total 127 kcal ／ 脂質 13.1g ／ 塩分 0.0g

**作り方**
❶アサリは塩水にしばらくつけて砂抜きする。（砂抜き済みの物なら不要）
❷鍋に昆布・水を入れて30分置いてから、①・酒を加えて火にかけ、沸騰直前に昆布を取り出す。
❸アクをすくいながら全てのアサリが開いたら、ミニトマトを加え、ひと煮立ちしたら器に盛り、バジルソースをかける。

〈バジルソース〉　材料と作り方
❶スイートバジル（5枚）・にんにく（1片）をみじん切りにし、オリーブ油（大さじ1）とよく混ぜる。

メモ　●保存方法／作り方②の状態で汁ごと容器に入れる　●保存日数／冷蔵で1～2日
●食べ方／鍋で温めて沸騰直前でミニトマトを入れ、器に盛り、バジルソースをかける

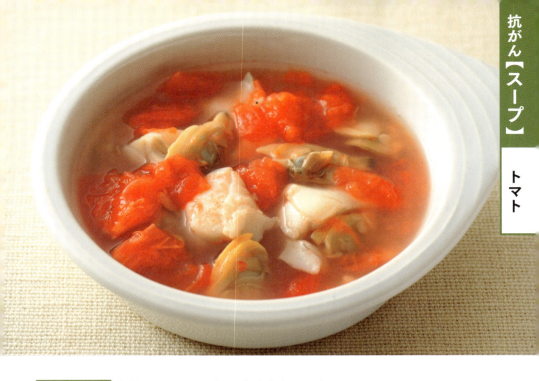

抗がん【スープ】 トマト

**抗がんMEMO** 完熟トマトのリコピンで免疫力をアップ

# トマトスープ
(胆管がん克服｜女性｜62歳｜N.Eさんレシピ)

Total 79 kcal ／ 脂質 0.3g ／ 塩分 0.9g

**材料**（1人分）
完熟トマト —— 150g（1個）
タラ —— 60g
アサリ（むき身）—— 30g
顆粒中華だし —— 1g（小さじ⅓）
水 —— 200cc（1カップ）

**作り方**
❶トマトは湯むきしてつぶす。
❷タラはひと口大に切る。
❸鍋に①・②・アサリ・顆粒中華だし・水を入れて煮る。

メモ
●保存方法／冷めてから、タッパーに入れる
●保存日数／冷蔵で2日程度　●食べ方／鍋に移して温める
●備考／タラやアサリなどの魚介のだしがでるため、調味料が少なくてもおいしく、減塩になる

無塩だし

みんなのお悩み
# 無塩の味気なさを補う、だしの取り方

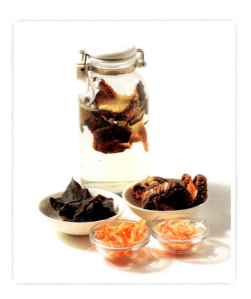

## だしのとり方

　だしを効かせることは減塩生活に欠かせない工夫です。1ℓの水に一晩、昆布や干ししいたけなどを適量つけ、調理の際にかつおぶしや小海老などを加えると、済陽式無塩だしの完成です。

　料理研究家の服部幸應さん提唱の減塩調味料は以下のとおり。しょうゆ・酒各300㎖。みりん200㎖、かつお節30g、昆布10gを鍋で煮て、沸騰したらアクを取って弱火にし、2/3量になるまで煮詰めて冷ます。具材を漉して完成。

**だしに有効な食材** ● 昆布　● 干ししいたけ　● かつおぶし　● 小エビ・小魚　● 海草類

**ステージⅣの末期がんにも勝った！**

# 済陽式食事療法を
## 続ける工夫

済陽式食事療法を続けていくにあたって最も大きな壁になるのが1箇条の「限りなく無塩」の調理法。
治った方が工夫された、味気なさを補う調理の工夫をぜひ参考になさってください。

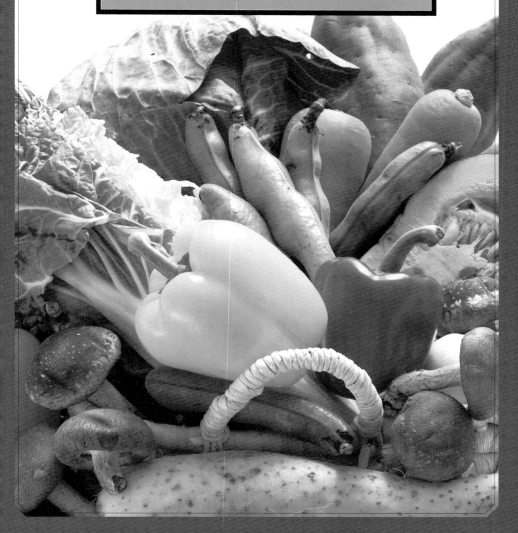

実例1

乳がん

# 乳がん術後、9年後に全身再発。ホスピスまですすめられたステージIVのがんを克服

主婦｜A.Nさん｜60歳｜女性

## 発病から現在まで

乳がんが最初に見つかったのは1997年。

早期発見だったため、手術をして事なきを得ました。しかし、9年後の2006年春、がんの再発が判明。がんは、肺、肋骨、腰椎、頭蓋骨、脳にまで転移していました。手術不能で、抗がん剤治療をすすめられましたが、叔母が抗がん剤の副作用に苦しみ、亡くなったため抗がん剤治療には抵抗がありました。

食事療法に関する情報を集めるなか、済陽先生にたどりつき、まずは脳の治療を急ぐべきと、γナイフ治療を行い、ホルモン剤を服用しながら食事療法を開始しました。

結果2008年10月の検査ではあれだけ全身に転移していたがんがほとんど消えていたのです。再発を防ぐためにも、8箇条を守った食生活と薬の服用は続けていきたいと思っています。

## A.Nさんが実践した済陽式食事療法の工夫

### ❶「塩分の制限」

●調味料は「減塩」表示のものを選び、味付けに塩を使うのをやめた。

●酢、レモン、大葉、ごま、ゆず、わさび、にんにく、しょうが、カレー粉をはじめとした香辛料や薬味を上手に活用した。

### ❷「動物性たんぱく質・脂質の制限（四足歩行動物の制限）」

●白身魚（1切れ）と鶏胸肉（50〜70g）は週に1回程度摂る。調理方法は蒸す

ゆでるなどが多い。

●豆腐などの大豆たんぱく質は毎食摂る。

### ❸「新鮮な無農薬野菜と果物の大量摂取」で心がけたこと

●有機栽培か生産者がわかるものを厳選。

●ジュースは、にんじん、りんごジュースを1回300〜400cc。青汁は1日300cc摂取。

●減塩しょうゆ少々で味つけした、にんじん、じゃがいも、かぼちゃ、玉ねぎたっぷりの野菜スープを飲む。

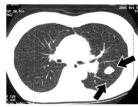

**2006年11月（肺CT画像）** 治療前
左肺に転移していた直径3cmのがん。

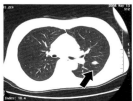

**2011年6月（肺CT画像）**

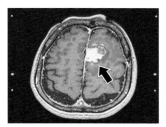

**2006年10月（脳MRI画像）**
直径4cmの脳転移
5年後には¼までに縮小

食事療法を開始して1年半で病巣部の縮小がみられ、肺のがんも痕跡を残すまでに寛解。 治療後

---

### ❹「胚芽を含む穀物、豆類、芋類を摂る」で心がけたこと

- 白米など、精白されたものをやめた。
- 小豆を煮たり、いろんな缶詰の豆類をサラダにかけて食べた。
- おやつにさつまいもを焼いて食べた。

### ❺「乳酸菌（ヨーグルト）、海藻類、きのこ類を摂る」で心がけたこと

- プレーンヨーグルトを毎日200gくらい摂り、ホルモン剤抗生物質をえさにした牛乳は飲まない。
- 十分に塩抜きしたわかめをサラダや吸い物の具にしたり、ひじきと大豆を煮物にして食べる。
- しいたけ、まいたけ、きのこ類はそのまま焼いて食べる。

### ❻「レモン、はちみつ、ビール酵母を摂る」で心がけたこと

- レモンはジュースに入れたり、サラダにかけたり、紅茶で摂る。
- はちみつはパンにつけて食べたり、お湯割りで飲む。
- エビオス錠を1日10粒摂る。

### ❼「油はオリーブ油かごま油、菜種油にする」で心がけたこと

- オリーブ油は鶏胸肉を焼く際に小さじ1程度使用。

### そのほか

〈外食〉

- この食事を続けて8年目になります。月に1～2度の外食ではオーガニックレストランや和食店を選びます。

〈間食〉

- 旬のくだものや、自然食品店で購入した玄米もち、玄米せんべいなど。
- 飲料は、五穀茶やミネラルウォーター。

実例
2

大腸がん・上行結腸がん

# 上行結腸がん、肺転移のステージIVのがんを、大腸と肝臓の手術後、抗がん剤と食事療法の併用で克服

**会社員｜K.Sさん｜36歳｜男性**

### 発病から現在まで

　肉体労働業務のため、慢性的な疲労感が常にあり、病気が発覚する1年以上前から目まいに悩まされていたが、疲れのせいだと思っていた。食事は無農薬野菜や無添加調味料などに気を配ってはいたが、主菜は肉類が多く、夜には酒のつまみに漬け物やハム、ウインナーなどを食べていた。2011年11月の朝、激しい腹痛のため病院へ。大腸カメラ検査の結果、上行結腸にかなり大きな腫瘍（4cm）が発見される。さらに左肺と肝臓にも転移が見受けられ、上行結腸を1/3切除する手術を受けた。病気がわかった直後から済陽先生の書籍を買い、食事療法は開始していた。

　2012年1月から抗がん剤治療を6クール行うことが決まる。2012年2月の済陽先生初診のPET-CT検査の際には、肺腫瘍はすでに薄くなっていた。2012年6月には肺の腫瘍が消失していた。

## K.Sさんが実践した済陽式食事療法の工夫

### ❶ 「塩分の制限」

- 薬味、ハーブ、レモン、酢、しょうが、タバスコなどで味気なさを補った。
- 有機野菜を選んだり、香ばしく焼くなど、素材の味だけで満足できるように素材・調理を工夫した。

### ❷ 「動物性たんぱく質・脂質の制限（四足歩行動物の制限）」

- たんぱく質は基本的に、大豆製品や卵で摂取。1日に納豆は1〜2パックを大根おろしに混ぜたりして摂る。
- 豆乳100ccを温めて飲むか、ジュースに入れる。

### ❸ 「新鮮な無農薬野菜と果物の大量摂取」で心がけたこと

- 無農薬野菜を自然食品店やネットで購入。無農薬でない場合はバケツにはった水に半日つける。
- ジュースを1日3回1.5リットル飲む。材料は、ほうれんそう、キャベツ、パプリカ、ピーマン、トマト、りんご、レモン、グレープフルーツ、みかん、甘夏など。

| 治療前 2011年11月（肺CT画像） | 治療後 2012年6月（肺CT画像） |
|---|---|
| 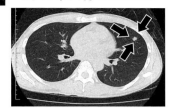 | 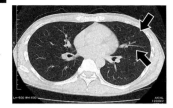 |
| 結腸切除後に、1cmの肺転移。 | 肺の腫瘍は消失した。 |

- 野菜スープはキャベツ、にんじん、玉ねぎ、トマトを煮込んで食べる。

### ❹「胚芽を含む穀物、豆類、芋類を摂る」で心がけたこと

- 玄米、全粒粉など未精製の穀類を摂る。
- 豆類は大豆を食べる。
- 芋類は、さといも、さつまいも、長芋を食べる。

### ❺「乳酸菌（ヨーグルト）、海藻類、きのこ類を摂る」で心がけたこと

- ヨーグルトを食べるのが基本だが、抗がん剤で冷たいものが辛いときには、野菜ジュースに乳酸菌を1袋まぜて摂る。
- 海藻類は、わかめ、ひじき、海藻サラダなどを食べる。
- しいたけ、しめじ、まいたけを食事に取り入れる。

### ❻「レモン、はちみつ、ビール酵母を摂る」で心がけたこと

- レモンは野菜ジュースや、サラダに使用。「レモン＋はちみつ」を水で割るとはちみつレモン風でおいしい。
- 「レモン＋はちみつ＋ヨーグルト＋水」だとラッシー風のドリンクに。

### ❼「油はオリーブ油かごま油、菜種油にする」で心がけたこと

- 菜花サラダ油というものを基本づかいにした。オリーブ油はパスタに、ごま油は和食に使う。

### ❽「自然水の摂取」で心がけたこと

- 屋久島の天然水を飲んでいる。

**そのほか**

〈外食〉

- 基本的に外食しない。お弁当やお茶を毎日持参している。

〈間食〉

- ナッツ、果物、甘栗、焼き芋、お汁粉、玄米（もち）などを食べる。
- コンビニで買う場合は、水や甘栗のみ。

## 実例3 悪性リンパ腫

# 肺がん術後、大腸原発B細胞悪性リンパ腫リンパ節転移が食事療法と抗がん剤の併用で半年で消失

会社役員 ｜ Y.Mさん ｜ 65歳 ｜ 男性

### 発病から現在まで

体を動かすのが好きで、会社帰りにプールに行き、市民マラソン大会にも毎年参加していました。食事は野菜と魚中心で肉はたまに食べる程度、酒も少々で、たばこも吸わない。健康的な生活を送っているつもりでした。

2007年の秋、肺に1cmの影がみつかり、細気管支肺上皮がんと診断。肺の左上葉を部分切除し、術後も経過良好でした。

しかし2010年お腹に痛みが走り、高校時代の同級生である済陽先生に相談しました。結果、悪性リンパ腫（びまん性大細胞型B細胞リンパ腫）と診断されました。がんはリンパ節にも転移しており、抗がん剤治療を受けながら、食事療法にも取り組みました。抗がん剤投与から半年後の2011年1月のPET、CT検査では影が全部消えていました。今後もこのまま気を緩めずに食事には気をつけたいと思っています。

## Y.Mさんが実践した済陽式食事療法の工夫

「塩分の制限」

- 野菜をゆでる際にも塩は使わない。
- しらすぼしなどは、水で塩抜きしてから使う。
- サラダにドレッシングは使わない。
- スープ、煮物に塩を入れない。
- 『信濃高原うす塩なめ茸』『山海ぶし』『ひじき缶』『砂糖不使用スイートコーン』などを調味料かわりに少量用いて調味する。
- おろししょうがや、炒めものににんにくを入れるなどして味気なさを補う。
- サラダは彩りを意識する。
- 小鉢や小皿に少量ずつ種類多くおかずを用意して食事を楽しむ。

②「動物性たんぱく質・脂質の制限（四足歩行動物の制限）」

- 魚（1切れ）と鶏肉（150g）を1日おきに日替わりで。豆腐は毎日摂取。
- 魚はタラ、鮭を選び、肉は鶏むね肉、ささみ、鶏ひき肉を選ぶ。
- 植物性たんぱく質は、豆腐、枝豆などが多い。

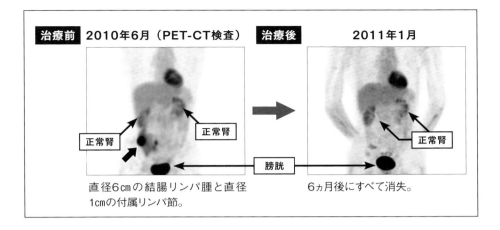

| 治療前 2010年6月（PET-CT検査） | 治療後 2011年1月 |
|---|---|
| 直径6cmの結腸リンパ腫と直径1cmの付属リンパ節。 | 6ヵ月後にすべて消失。 |

### ❸ 「新鮮な無農薬野菜と果物の大量摂取」で心がけたこと

- 無農薬野菜をインターネットで取り寄せる。生ジュースのほかに、小鉢で野菜を飽きずにたくさん摂取するよう心がけた。

### ❹ 「胚芽を含む穀物、豆類、芋類を摂る」で心がけたこと

- 玄米、十六穀米を摂る。
- 黒豆、納豆、枝豆を食べる。
- さつまいも、山芋、じゃがいも、里芋を食べる。

### ❺ 「乳酸菌（ヨーグルト）、海藻類、きのこ類を摂る」で心がけたこと

- ヨーグルトを食べる。
- わかめ、ひじき、根昆布を食べる。
- しめじ、まいたけ、しいたけ、マッシュルームを食べる。

### ❻ 「レモン、はちみつ、ビール酵母を摂る」で心がけたこと

- レモン2個を毎日の生ジュースに入れる。
- 櫛形に切ったレモンを料理にかけるように添える。
- はちみつは、ヨーグルトにかける。

### ❼ 「油はオリーブ油かごま油、菜種油にする」で心がけたこと

- オリーブ油、ごま油は炒め物やドレッシングに大さじ1程度使用。

### ❽ 「自然水の摂取」で心がけたこと

- 家庭用浄水器をつけた。

### そのほか

〈外食〉

- 抗がん剤治療中、外食はしなかった。治ったいまでも、ラーメンやそばの汁は飲まない。ドレッシングは使わない。

〈間食〉

- ナッツ類、和菓子、バナナ、果物を食べる。

# 実例4

## 肺がん

# 広範に浸潤した左肺がん
# 抗がん剤、放射線で12cmのがんが
# 1/4に縮小。現在ほぼ治癒

養殖業 | K.Eさん | 75歳 | 女性

### 発病から現在まで

朝から晩まで働きどおしの忙しい毎日でした。食事は市販の惣菜や弁当ですませることも多く、漬け物が好物でした。2009年8月頃から咳がとまらず、検査の結果、肺炎と肺がんを併発していることが判明。肺炎治療を優先するうち、当初3-4cm大だった腫瘍は、太い動脈にまで広がり、ついに手術不能と宣告されました。3ヵ月ほど抗がん剤治療を受けてはみたものの、結果はでず、そんな中で済陽式食事療法の本と出会いました。

2010年9月に上京し、西台クリニックでPET検査を受けると、がんは12cm大にまでになっていました。放射線治療と肺がんに効くというカロテン豊富なにんじん、かぼちゃなどを積極的にとる生活を続け、2011年7月に再びPET検査を受けました。すると、12cmあったがんの3/4が消えていたのです。2012年2月にはほぼ治癒したのも、食事療法のおかげです。

## K.Eさんが実践した済陽式食事療法の工夫

### ❶ 「塩分の制限」

● しょうが、大葉、みょうが、かぼす、米酢などを用いて醤油を使わなくても満足な味わいで食べる。

● 炒め物は、にんにくやごま油の香りを生かして塩分が含まれる調味料を使わない。

### ❷ 「動物性たんぱく質・脂質の制限（四足歩行動物の制限）」

● 動物性たんぱく質はほとんど摂らず、

豆腐などの大豆たんぱく質を食べる。

### ❸ 「新鮮な無農薬野菜と果物の大量摂取」で心がけたこと

● 朝、昼、晩ごとに500ccのしぼりたて野菜ジュースを飲む。

● カロテンが豊富なかぼちゃ、にんじん、赤・黄ピーマンや、セロリ、メロン、すいかなどを積極的に食べた。

### ❹ 「胚芽を含む穀物、豆類、芋類を摂る」で心がけたこと

● 朝食に、有機プルーン入り無塩全粒

**治療前**　2010年9月（PET-CT画像）

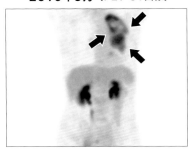

径12cmに及ぶ肺がんは左胸腔に広がり、切除不能。

**治療後**　2011年7月

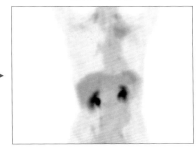

抗がん剤と食事療法の併用で1/4に縮小。放射線療法が追加された2012年2月にはほぼ治癒。

---

粉パンをつくって食べる。
- 玄米ごはんを茶碗に半分程度食べる。
- さつまいも、じゃがいもは欠かさず食べる。

### ❺「乳酸菌（ヨーグルト）、海藻類、きのこ類を摂る」で心がけたこと

- 300ccのヨーグルトを朝、昼、晩ごとに3食摂る。
- 昼にみょうが、しょうがなどをたっぷり入れたところてんを食べる。
- 晩に青じそ、しょうが、みょうがたっぷりのもずく酢を米酢で食べる。
- まいたけ、にんにく、しょうがを炒めて食べる。

### ❻「レモン、はちみつ、ビール酵母を摂る」で心がけたこと

- レモンは朝・昼・晩のジュースに1個ずつ入れる。
- 朝食にマヌカはちみつ大さじ1をパンに塗って食べる。

### ❽「自然水の摂取」で心がけたこと

- 炒め物をする際に、ごま油やオリーブ油で調理する。

### そのほか

- 済陽式で「がんによい」とある食材は少量ずつでも必ず摂る。とくに、さつまいも、じゃがいも、まいたけ、もずくは欠かさず常備していた。

**実例 5**

**胃がん**

# 胃がん・肝臓・リンパ節転移。
# 余命13ヵ月と診断されたがんを克服

### 自由業｜H.Sさん｜55歳｜男性

### 発病から現在まで

2009年8月に胃がんがみつかり、がんセンターに入院。検査の結果、肝臓やリンパ節に転移していることがわかり、手術による切除は不可能。医師からは余命13ヵ月と宣告されました。入院中に済陽先生の本に出会い、まずは独自に食事療法を開始しました。

2009年10月に西台クリニックでPET検査を受けた際に、済陽先生より、「抗がん剤と併用して食事療法をすること」をすすめられました。すると2009年11月にはすべての病巣でがんの縮小が視られ、2011年3月にはリンパ節転移も消失。残った胃の原発巣も2012年9月に胃全摘出手術を受け、病巣がなくなりました。

## H.Sさんが実践した済陽式食事療法の工夫

### ❶ 「塩分の制限」

● 台所に「塩」を置かない。
● 魚の干物、味付けしたものは購入しない。
● しょうが、にんにく、レモン、ハーブの詰め合わせ（ローズマリー、ターメリック、フェンネル、タイム、オレガノ）、バルサミコ酢や果物酢を活用し味気なさを補う。

### ❷ 「動物性たんぱく質・脂質の制限（四足歩行動物の制限）」

● 納豆1パックを1日2回。豆腐などの大豆製品を摂る。

● 通常の半量程度の青魚（アジ、サバ、サンマ、イワシ）や、白身魚（鮭、タラ）などを週に1回程度摂る。

### ❸ 「新鮮な無農薬野菜と果物の大量摂取」で心がけたこと

● 1日1.5〜2ℓのジュースを1回300ccずつくらいに分けて頻繁に摂取。
● 「にんじんジュース」、「りんご・小松菜・キャベツジュース」、「レモン・オレンジ・グレープフルーツジュース」の3種類のジュースを作る。
● 免疫力をあげるアリシン系野菜のスープ、野菜の重ね煮、蒸し野菜・生野菜サラダを定番料理として摂る。

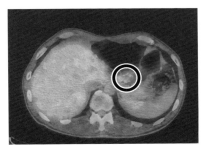

2009年9月（PET-CT検査）
直径6cmの胃がん病巣

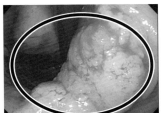

2009年8月（胃内視鏡画像） **治療前**

6cmほどの胃がん。リンパ節にも転移がみられ、手術による切除不可能と診断される。

2011年11月（胃内視鏡画像）

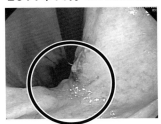

**改善後**

抗がん剤と食事療法の併用で、胃がんは1/4まで縮小。手術による切除も可能になった。

---

- 無農薬野菜を定期購入しているほか、近くの自然食品店でも購入。

### ④ 「胚芽を含む穀物、豆類、芋類を摂る」で心がけたこと

- 玄米、オートミールを摂る。
- ひよこ豆と玄米を一緒に炊く。
- じゃがいも、さつまいもを食べる。

### ⑤ 「乳酸菌（ヨーグルト）、海藻類、きのこ類を摂る」で心がけたこと

- フジッコのカスピ海ヨーグルト種菌と有機豆乳で作った豆乳ヨーグルトを食べる。

### ⑥ 「レモン、はちみつ、ビール酵母を摂る」で心がけたこと

- レモンは塩味のなさを補う調味料として活用するほか、ジュースで摂取。
- はちみつをヨーグルトに混ぜる。
- エビオス錠を毎朝・晩10錠ずつ飲む。

### ⑦ 「油はオリーブ油かごま油、菜種油にする」で心がけたこと

- オリーブ油はサラダのドレッシングや、魚のソテーの際に小さじ1程度使う。

### ⑧ 「自然水の摂取」で心がけたこと

- 市販ペットボトルのナチュラルミネラルウォーターを使用。

## 実例6

### 悪性リンパ腫

# 全身転移、2回の再発がんが抗がん剤、放射線療法、食事療法でほとんど消失

無職｜S.Tさん｜74歳｜男性

### 発病から現在まで

定年後は家庭菜園を楽しみ、無農薬野菜を食べていました。酒・たばこもやりません。しかし、魚が苦手で、肉や揚げ物を好んでいました。前立腺肥大の薬を服用する以外はいたって元気で、日本百名山を50登頂達成するほどでした。

2008年5月に左横腹に痛みを感じ、検査の結果、腎臓周辺にがんが散らばっており、悪性リンパ腫のステージⅣ・5年生存率50％の宣告を受けました。11月には首にもがん転移が見受けられ、脊椎転移もあり、脊髄が圧迫されて、歩行障害が起きました。病巣の切除後術後数ヶ月の抗がん剤治療を受けたのち、しばらく様子をみることになりました。そんななか、済陽先生の本と出会い、2009年5月初めて受診しました。しかし2010年5月のPET検査で、腎臓まわりに3cm大のがんの再発が発見され、抗がん剤の併用と徹底した食事療法を行いました。すると11月のPET検査では腎臓まわりのがんが消失。安心していたのもつかの間、2011年3月に再び腎臓を取り囲むようにがんが再再発しており、抗がん剤治療と放射線治療を行いました。2011年7月には再びがんは消失し、現在に至ります。

---

## S.T さんが実践した済陽式食事療法の工夫

### ❶ 「塩分の制限」

● だしをとり、うまみをアップさせる。

● ごま、酢、柑橘類、しょうが、にんにく、しそ、みょうが、ねぎ、からし、練りわさび、タバスコなど薬味類を活用して味気なさを補う。

● 新鮮な食材で、素材の味を楽しむ。

### ❷ 「動物性たんぱく質・脂質の制限（四足歩行動物の制限）」

● 鶏ささみ、鶏胸肉（皮なし）、魚、卵、豆腐、貝類を摂る。

### ❸ 「新鮮な無農薬野菜と果物の大量摂取」で心がけたこと

● 野菜や果物は水につけ、よく洗って食べる。

**治療前**
2010年5月（PET-CT 画像）

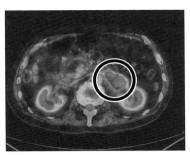

左腎門部に径3cmの再発。

**治療後**
2011年7月

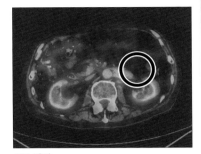

がん消失。

---

- キャベツ・にんじん・りんごなどを入れた野菜ジュースは1～1.2ℓ作る。
- 昆布、干ししいたけ、干し貝柱、にぼしをだしにし、じゃがいも・にんじん・たまねぎのスープを食べる。

### ❹「胚芽を含む穀物、豆類、芋類を摂る」で心がけたこと

- 手軽なので、大豆の缶詰を食べる。

### ❺「乳酸菌（ヨーグルト）、海藻類、きのこ類を摂る」で心がけたこと

- 自家製ヨーグルトを食べる。
- 昆布、わかめなどの海藻類を食べる。
- 原木しいたけ、しめじ、えのきだけを摂る。

### ❻「レモン、はちみつ、ビール酵母を摂る」で心がけたこと

- レモンはジュースに入れて毎朝飲む。
- はちみつはヨーグルトに入れる。

### ❼「油はオリーブ油かごま油、菜種油にする」で心がけたこと

- 目玉焼きや、野菜炒めをする際に少量用いた。

### そのほか

〈外食〉

- おにぎり、りんごをむいたもの、無農薬茶を弁当に持って行く。
- 外食する際は煮魚、焼き魚、刺身などの定食類を選ぶ。

〈間食〉

- ナッツ類、果物を少々食べる。

実例7

胆管がん

# 広範浸潤の胆管がん肝臓再発
# 切除後肝内細胞巣がほぼ消失

主婦｜M.Nさん｜62歳｜女性

## 発病から現在まで

　子どもの頃からぜんそく持ちで、若い頃から突然に嘔吐が襲ってくるようなことがたまにあった。2005年の人間ドッグでエコー検査にひっかかり、消化器内科で検査をする。結果、総胆管拡張症と診断を受け、先天的に胆管に胆汁がたまりやすく、がんになりやすいリスクを背負っていることがわかり、3ヵ月おきにMRI検査を受けることになる。

　2011年4月、急性閉塞性化膿性胆管炎で緊急入院し、入院中に胆管がんがみつかる。切除術後2011年6月～7月に放射線治療を28回行い、2011年6月～2013年10月に化学療法を行う。2011年6月のPET-CT検査では転移はなし。2012年10月、西台クリニックのPET-CT検査で肝臓右葉に大きな転移巣が見つかり、食事療法をさらに真剣に取り組む。2014年3月、転移から1年5ヵ月目のCT画像では、肝臓右葉転移巣が1cmに縮小。現在食事療法継続中で、8箇条を守ることは当然だが、とくに浄化水で野菜・果物はつけおき、減農薬をすることを心がけている。

## M.Nさんが実践した済陽式食事療法の工夫

### ❶「塩分の制限」

● かつお、だし昆布でうまみのあるだしを作る。アサリ、しじみをだしに使う。
● スライスチーズやおろしチーズをかけたり、レーズンを混ぜる。
● 酢、レモンをかける。

### ❷「動物性たんぱく質・脂質の制限（四足歩行動物の制限）」

● 蒸した鶏胸肉は1回50g程度を月に2回食べる。
● 白身魚や青魚は焼く、煮るなどして、1切れを週に1回。
● 豆腐は毎日1/2丁、納豆は1日置きに1パック、チーズは2日置きにスライスひと切れ。

### ❸「新鮮な無農薬野菜と果物の大量摂取」で心がけたこと

● 野菜・果物は浄水に30分つける。
● 無農薬にんじんを取り寄せる。スー

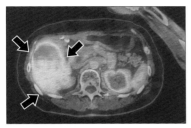

**治療前** 2012年3月

肝右葉に7cmの肝臓転移放射線療法に加えて食事療法を行う。

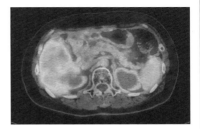

**治療後** 2013年8月

肝転移巣がほぼ消失。

---

パーでは有機野菜を出来る限り選ぶ。
- にんじん2本、りんご1個、レモン2個、グレープフルーツ1個、青汁1袋のジュースを1日3回、1回300〜400ml摂る。
- 野菜（キャベツ、にんじんの皮、じゃがいも、玉ねぎ、セロリ（葉も）、ローリエ、かぼちゃ、トマト）をスープでたっぷり摂る。無添加ガラスープ顆粒で調味。

### ❹「胚芽を含む穀物、豆類、芋類を摂る」で心がけたこと

- 玄米食を徹底。
- 大豆、金時豆、花豆、白いんげん豆、小豆などで、週に1回は煮豆をつくる。
- じゃがいも、山芋、さといもを摂る。

### ❺「乳酸菌（ヨーグルト）、海藻類、きのこ類を摂る」で心がけたこと

- ヤクルト400や自家製ヨーグルトを摂る。
- 焼きのり、もずく、わかめ、ひじき、きくらげを摂る。なめこ、しいたけ、えのきだけ、まいたけ、えりんぎを食べる。

### ❻「レモン、はちみつ、ビール酵母を摂る」で心がけたこと

- レモンはジュースに入れるほか、サラダや魚、刺身にかける。
- はちみつはジュース、ヨーグルト、パン、煮付けに用いる。
- エビオス錠を1日20錠飲む。

### ❼「油はオリーブ油かごま油、菜種油にする」で心がけたこと

- オリーブ油は野菜サラダに小さじ1杯程度、野菜炒めに大さじ1、トーストにバター代わりに塗った。

### ❽「自然水の摂取」で心がけたこと

- 還元水素水を飲む。

### そのほか

〈間食〉
- ドライフルーツ（マンゴー、レーズン）、ピクルス、フルーツ入りヨーグルトを食べる。

## 済陽高穂 Takaho Watayo

1970年千葉大学医学部卒業後、東京女子医科大学消化器病センター入局。73年国際外科学会交換研究員として米国テキサス大学外科教室（J.C.トンプソン教授）に留学、消化管ホルモンについて研究。帰国後、東京女子医科大学助教授、94年に都立荏原病院外科部長、2003年より都立大塚病院副院長を経て、08年11月より西台クリニック院長、三愛病院研究所所長。千葉大学医学部臨床教授も兼任しながら現在に至る。

【メモの参考文献】
「最新版 抗がん食品事典」 著者：永川祐三 発行：主婦と生活社
「食品成分最新ガイド 栄養素の通になる 第2版」 著者：上西一弘 発行：女子栄養大学出版部
「今あるがんに勝つジュース」 監修：済陽高穂 発行：新星出版社

健康維持食品と抗がん食材の違いがわかる！

**講談社　済陽高穂シリーズ**
〈がんに勝った患者さんの実例レシピ集〉

私のがんを治した毎日の献立　　私の晩期がんを治した毎日の献立　　私の末期がんを治した毎日の献立　　がんから生還した私の常食とジュース　　済陽式抗がん食材帖

忙しい人のための働きながらがんに勝つ

# 済陽式　作りおき抗がんそうざい

2015年1月22日　第1刷発行

監　修　　済陽高穂
発行者　　鈴木　哲
発行所　　株式会社講談社
　　　　　〒112-8001　東京都文京区音羽2-12-21
　　　　　販売部　TEL03-5395-3625
　　　　　業務部　TEL03-5395-3615
編　集　　株式会社　講談社エディトリアル
代　表　　田村　仁
　　　　　〒112-0013　東京都文京区音羽1-17-18　護国寺SIAビル6F
　　　　　編集部　TEL03-5319-2171
印刷所　　慶昌堂印刷株式会社
製本所　　大口製本印刷株式会社

定価はカバーに表示してあります。
本書のコピー、スキャン、デジタル化等の無断複製は著作権法上での例外を除き禁じられております。
本書を代行業者等の第三者に依頼してスキャンやデジタル化することは
たとえ個人や家庭内の利用でも著作権法違反です。
落丁本・乱丁本は、購入書店名を明記の上、講談社業務部あてにお送りください。
送料小社負担にてお取り替えいたします。
なお、この本についてのお問い合わせは、講談社エディトリアルあてにお願いいたします。
©Takaho Watayo2015 Printed in Japan
N.D.C.2077 127p 20cm ISBN978-4-06-219314-6